EDUARDO NUNES

A FÓRMULA DO AMOR

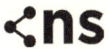

São Paulo, 2022

A Fórmula do Amor – guia prático
para a mulher moderna
Copyright © 2022 by Eduardo Nunes
Copyright © 2022 by Novo Século Editora Ltda.

Editor: Luiz Vasconcelos
Revisão: Fabrícia Carpinelli
Diagramação: Marília Garcia
Ilustrador: Alexandre Rodrigues dos Santos
Capa: Rafael Brum

Texto de acordo com as normas do Novo Acordo Ortográfico da Língua Portuguesa (1990), em vigor desde 1º de janeiro de 2009.

Dados Internacionais de Catalogação na Publicação (CIP)

Nunes, Eduardo
   A fórmula do amor – guia prático para a mulher moderna / Eduardo Nunes. – Barueri, SP : Novo Século Editora, 2022.
   176 p.

1. Relação homem-mulher - Autoajuda 2. Sedução 3. Homens - Comportamento sexual I. Título

22-1220   CDD 158.2

Índice para catálogo sistemático:
1. Relação homem-mulher - Autoajuda

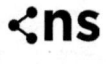

GRUPO NOVO SÉCULO
Alameda Araguaia, 2190 – Bloco A – 11º andar – Conjunto 1111
CEP 06455-000 – Alphaville Industrial, Barueri – SP – Brasil
Tel.: (11) 3699-7107 | E-mail: atendimento@gruponovoseculo.com.br
www.gruponovoseculo.com.br

Dedico este livro à motivação mais mais forte que um homem pode ter, que é a família:

Minha esposa, Suedma, e meus filhos, Allan e Erick.

SUMÁRIO

A CABEÇA DOS HOMENS: É PRECISO ENTENDÊ-LA? 09

CAPÍTULO 1
CONCEITOS BÁSICOS EXTRAÍDOS DO DICIONÁRIO SECRETO
DOS HOMENS 14

CAPÍTULO 2
MARKETING SEXUAL: ANALISANDO O MERCADO E TRAÇANDO
ESTRATÉGIAS 32

CAPÍTULO 3
ACORDA: É GUERRA 43

CAPÍTULO 4
SEDUZINDO E NEGOCIANDO A BUSCA DA SIMBIOSE! 48

CAPÍTULO 5
TODO MUNDO QUER ENCONTRAR UMA PESSOA
INTERESSANTE 50

CAPÍTULO 6
O QUE É E COMO SE TORNAR UMA PESSOA INTERESSANTE? 53

CAPÍTULO 7
SEDUÇÃO: OS HOMENS NÃO MENTEM 58

CAPÍTULO 8
SE VOCÊ QUER MESMO NAMORAR, ESCOLHA OS LUGARES QUE FREQUENTA 65

CAPÍTULO 9
O HOMEM É O QUE FAZ, NÃO É O QUE FALA 68

CAPÍTULO 10
SOBRE O ENTENDIMENTO 72

CAPÍTULO 11
NÃO É BOM DIRECIONAR O TIRO PARA UM HOMEM SÓ: VOCÊ PERDE SEU PODER DE BARGANHA 73

CAPÍTULO 12
A PRIMEIRA VEZ: QUANDO? 78

CAPÍTULO 13
A MELHOR HORA PARA ROLAR A PRIMEIRA TRANSA QUENTE COM SACANAGEM E PALAVRÕES É... 80

CAPÍTULO 14
PERGUNTE A UM HOMEM SE ELE ESTÁ PRONTO PARA SE RELACIONAR, OU QUANDO VAI FICAR 82

CAPÍTULO 15
UMA GRANDE MULHER É UM SER QUE COMPLEMENTA 83

CAPÍTULO 16
LEOA NÃO TEM MEDO DE GATINHA 85

CAPÍTULO 17
NOVOS TEMPOS 89

CAPÍTULO 18
O GRANDE ERRO DAS MULHERES 94

CAPÍTULO 19
DICAS E CONSELHOS ÚTEIS 95

CAPÍTULO 20
SEXO SEM TABU 98

CAPÍTULO 21
SEXO ORAL É SEXO 111

CAPÍTULO 22
GOZAR É IMPRESCINDÍVEL 114

CAPÍTULO 23
ANTES DO SEXO, ABRA A MENTE 119

CAPÍTULO 24
COMO FUNCIONA A EREÇÃO DOS HOMENS, AFINAL? 122

CAPÍTULO 25
QUEM ENSINA O HOMEM A AMAR É A MULHER 125

CAPÍTULO 26
NÃO É FEROMÔNIO, É BALÉ DE ACASALAMENTO 129

CAPÍTULO 27
O QUE FAZER? MAIS IMPORTANTE É SABER O PORQUÊ 132

CAPÍTULO 28
FINGIR PODE SER FATAL 135

CAPÍTULO 29
O SEGREDO DA MASTURBAÇÃO 138

CAPÍTULO 30
RELAXA E GOZA 142

CAPÍTULO 31
TRANSA IDEAL *BY* EDUARDO NUNES 144

CAPÍTULO 32
A FANTASIA É A FERRAMENTA DA MONOGAMIA 146

CAPÍTULO 33
SITES, APPS, TINDER: ACABOU O PRECONCEITO 148

CAPÍTULO 34
AMOR, SÓ DE MÃE 156

CAPÍTULO 35
CONCEITO DE FIDELIDADE 161

CAPÍTULO 36
O UNIVERSO CONSPIRA CONTRA VOCÊ 164

AS VINTE PERGUNTAS PRÉ-BEIJO 167

***SCRIPT* BÁSICO DE NEGOCIAÇÃO** 169

A CABEÇA DOS HOMENS: É PRECISO ENTENDÊ-LA?

Antes de começar este livro, é preciso – caso ainda não me conheça – que você saiba quem eu sou e, mais do que isso, por que comecei a trabalhar com esse tema tão delicado e necessário às mulheres. A resposta é muito mais simples do que qualquer um pode imaginar!

A verdade é que eu sempre me preocupei com as mulheres e, consequentemente, sempre me interessei por tudo aquilo que diz respeito a elas. E foi assim, por interesse e preocupação, que comecei com tudo isso. Sempre tive fixo em minha mente: *quero aprender o máximo que puder para, um dia, se tiver uma filha, ensinar tudo a ela, e assim evitar que ela passe por dificuldades, medos ou traumas na busca pelo homem de sua vida.*

Dito e feito. Comecei juntando depoimentos de amigos, médicos e especialistas e me tornei um *coach* especializado em mulheres. Apesar dessa filha nunca ter vindo, percebi que meu trabalho seria valioso para muitas mulheres. E aqui estou, há mais de vinte anos atendendo muitas mulheres e cuidando das minhas pupilas que só me enchem de orgulho.

Você não precisa entender a cabeça dos homens: precisa se fazer entendida! Eu não estou aqui para lhe explicar como funciona a nossa cabeça, porque acredito que isso seja tão impossível para uma mulher quanto é para um homem compreender o que se passa na mente feminina. Questão de gênero. Ponto.

Quero dar as ferramentas para você lidar com os homens da melhor maneira possível. Sem que você caia em canalhices. Sem que você seja apenas mais uma mulher a estampar o interminável álbum de figurinhas dos mal-intencionados, *playboys* e moleques, pois, para estes, você é apenas mais uma mulher dentro da missão imponderável que ele cultiva, ainda que inconscientemente, até se tornar um homem realmente pronto para se relacionar com a mulher de sua vida.

Imagine que você vai comprar um carro novinho em folha. O que você precisa saber? Aposto que, quando você chega a uma concessionária, quer saber mais do que o funcionamento do motor, a qualidade dos parafusos, das válvulas e radiadores, não que não seja importante, mas é secundário depois de uma decisão principal. Quando quer comprar um carro, você primeiro considerará o seu perfil e procurará um que atenda às suas necessidades. Aí, escolhe entre um modelo mais compacto, um esportivo, um espaçoso, uma SUV ou aquele que seja mais econômico. Depois disso, dá para partir para as tecnicalidades, certo?

Depois, também estou certo de que você não vai ficar imaginando como os pistões funcionam ou como é o movimento dos freios. Sai com o carro nas ruas e tudo o que faz é seguir aqueles movimentos quase instintivos de direção: as marchas, os pedais de aceleração e freio, os movimentos ao volante. E, acredite, o mesmo acontece com os homens: nós também não ficamos horas e horas imaginando o funcionamento de cada peça do motor de um carro;

para nós, também basta que ele funcione com o detalhe de que, na maioria das vezes, acabamos nos interessando um pouco mais pelo assunto, pelas funcionalidades do modelo etc.

Certamente, você também é atenta à sinalização. Sabe respeitar os sinais vermelhos, as placas de trânsito. Dá a preferência. Usa as setas corretamente. Dá espaço para os pedestres e mantém distância adequada dos ciclistas. Obedece aos limites de velocidade. De tempos em tempos, é preciso abastecer e calibrar os pneus. De tempos em tempos, vale dar aquela passadinha na oficina para que um mecânico de confiança faça uma checagem geral. Agimos naturalmente assim, homens e mulheres... Mas, então, Edu, onde você está querendo chegar com essa conversa?

No ponto exato do que tanto enche de curiosidade a cabeça de muitas mulheres: a mente do homem.

PRIMEIROS PASSOS: MÉTODO CATALISADOR

Nós, homens, sabemos o que queremos e procuramos até encontrar e, quando encontramos, fechamos negócio. Não existe, portanto, método que faça dar certo, existe, na verdade, o método – que eu inventei – que faz com que as coisas aconteçam o mais rápido possível: se for para dar certo, vai dar certo; e se for para dar errado, você vai perceber e não vai perder tempo se apaixonando pelo cara errado.

Apesar de existir esse método, e muitas mulheres me procurarem para entender melhor o "milagre" de Eduardo Nunes, você, com este livro, vai se tornar uma mulher melhor e, assim, poderá conquistar os homens que quiser.

Para começar, você precisa ter em mente o tipo de homem que mais lhe agrada, é claro. Eu vou ensinar como agir a partir daí. Você vai saber ler o homem e entender suas intenções, bem como compreender seus anseios e limitações para, assim, ver se ele merece a mulher maravilhosa que você é!

Porém, de vez em quando, vai ter de se esforçar para uma manutençãozinha básica: seja uma rotineira retomada de foco ou uma revisão geral.

Não vou negar que há uma competição. Estatisticamente, **na maioria dos lugares**, não há homem para todas as mulheres. Infelizmente, como diz o velho ditado popular: "Para uma rir, outras vão ter de chorar". Nesse caso, você pode interpretar o trânsito do acasalamento como uma corrida – a qual é bem disputada! O prêmio, reservado ao local mais alto do pódio, está à sua espera: a formação ou a manutenção de um belo e feliz casal!

Os dados da última pesquisa do **IBGE** comprovam essa estatística desanimadora para muitas das mulheres brasileiras: atualmente, o sexo feminino representa 51,4% da população. Logo, a afirmação de que há mais mulher do que homem no Brasil é a mais pura verdade. E, então, o que fazer para chamar a atenção de nós, homens, e passar à frente de todas as outras mulheres?

A resposta é mais simples do que você pode imaginar. Mas, antes de começarmos a traçá-la, precisamos definir qual o seu tipo de homem. Nada mais óbvio do que saber exatamente o que se está procurando para poder encontrar, não? Não. Não é tão óbvio assim por muitos motivos, a começar pela dificuldade da mulher em assumir que deseja encontrar um companheiro, um marido, um pai de família, um amigo, um homem que seja seu par para construir uma vida e uma família em conjunto.

Não quero ser taxado como machista ao prever que há uma tendência em rejeitar aquilo que tanto desejamos, uma vez que isso faz parte da essência do ser humano, sem distinção de gênero. É uma questão de autodefesa: se não tenho, tendo a negar que quero para não parecer uma fracassada, uma infeliz. É natural, mas não ajuda muito... então, o primeiro passo é parar de rejeitar o seu desejo, se você possui a vontade de ter um homem ao seu lado, banque esse desejo.

Depois disso, é preciso definir qual é o homem que você procura. Há um tipo certo para cada mulher?

Existe, sim, querida leitora.

Mas como saber qual o meu tipo de homem?

Para descobrir qual o seu tipo de homem, você precisa entender que tipo de mulher você é. Já parou para responder à pergunta "Quem sou eu?" com sinceridade? Se sim, ótimo, meio caminho andado. Já sabemos que mulher você é, que está satisfeita com a sua carreira, segura de si, bem-sucedida, pronta para se entregar ao novo, para conhecer o homem da sua vida.

Se você ainda não responde com total segurança a essa pergunta, melhor pararmos para refletir sobre quem é você. E, sobre isso, falaremos mais adiante. Neste início, quero deixar claro que não importa qual seja a sua resposta, contanto que ela seja sincera e que você siga fiel à sua personalidade, e o porquê você descobre no primeiro capítulo deste livro.

E antes da leitura, lembre-se:

NEM MACHISTA NEM FEMINISTA: CASAL-ISTA

Contra as polarizações de ideias que podem surgir, afirmo orgulhosamente que me defino exatamente conforme esse termo que criei: um casal-ista. Estou, acima de tudo, a favor da formação de casais e da garantia da harmonia nessas uniões.

CAPÍTULO 1
CONCEITOS BÁSICOS EXTRAÍDOS DO DICIONÁRIO SECRETO DOS HOMENS

Os termos que você vai conhecer a seguir são algumas expressões muito bem guardadas e usadas somente entre os homens. Essas definições são utilizadas quando queremos nos referir a nós mesmos ou ao comportamento dos nossos companheiros do clã masculino.

Escolhi apresentar esses conceitos básicos, antes de mais nada, pelo fato de que você encontrará esses termos empregados nos capítulos seguintes. Aproveito para dar a minha primeira dica: nem adianta querer conferir. Qualquer homem negará, eles jamais assumirão isso perante uma mulher.

Acredito que, quando chegar ao final deste livro, você terá entendido bem o porquê desse segredo. Além disso, perceberá que vamos tratar aqui de um assunto de caráter muito particular, o qual, por si só, jamais poderá ser discutido com qualquer outro homem, seja ele quem for.

COMPORTAMENTO SEXUAL

Vamos esclarecer, desde já, exatamente o que se entende por comportamento sexual neste livro. É a sua personalidade sexual! Para o homem, o comportamento sexual de uma mulher tem início na primeira troca de olhares e vai até depois da quinta transa, mais ou menos. Pode parecer bobagem, mas é assim mesmo que nós homens o classificamos.

Faz parte do comportamento sexual de uma mulher o jeito de olhar, a forma como se movimenta, como fala, sua personalidade, sua segurança em assumir o que pensa e faz, seus gostos, sua roupa, sua maquiagem. Enfim, a forma como ela se apresenta e age.

Posso dizer que todos os elementos que compõem e diferenciam cada mulher são levados em conta, pesados e avaliados. Aquilo que uma mulher diz será confrontado com a sua forma de agir. A finalidade do homem é descobrir se ela é verdadeira e se tem amor-próprio.

Na verdade, as relações sexuais referem-se à última etapa dessa avaliação. O comportamento na cama (propriamente dito) e, mais do que isso, o comportamento após a transa, são muito importantes para o homem. É aí que pode estar o grande diferencial de uma mulher.

Em geral, é nessa hora que o homem consegue saber se tudo o que ela disse corresponde à sua forma de agir. E essa é também a razão pela qual ele costuma sair de três a cinco vezes antes de formar uma opinião a respeito de uma mulher. Ele sabe que na primeira vez é difícil ela se soltar.

Creio que agora tenha ficado bem claro: quando um homem se refere ao comportamento sexual de uma mulher, ele não está pensando apenas no que ela faz na cama, é, principalmente, o que ela é capaz de fazer pelo prazer e pela diversão agora e no futuro com muitas fantasias! Pois a fantasia é o segredo para a monogamia!

MULHER-CADASTRO, NAMORADINHA OU CONTATINHO

É aquela mulher que o homem só quer para transar, para curtir. O detalhe é que ele só sai com esse tipo de mulher de segunda a quinta-feira, pois, nos outros dias, ele sai sozinho para renovar os "contatinhos".

Hoje, com a simplicidade dos aplicativos, um homem consegue manter facilmente mais de uma dezena de contatinhos ativos. Isso quer dizer que, nesses casos, ele não está pretendendo, nem de longe, arranjar uma namorada. Porém, fique atenta: se você trabalhar o seu comportamento sexual e sua negociação, poderá até mudar isso, como disse no começo, se estiver destinado a dar certo, você não perde a oportunidade. Praticamente todas as namoradas de hoje foram imaginadas como contatinhos de ontem! Mas souberam seduzir e impor respeito ao mesmo tempo!

MULHER TROFÉU

São as mulheres famosas e as celebridades. Podem ser também aquelas com grandes qualidades visuais (gostosonas) ou sociais. Recebem tratamento especial dos homens, que costumam ir administrando a situação, mesmo com carinho. Esse tipo de mulher. às vezes. é denominado "cadastro especial". Veja que para ser famosa não precisa muito, basta ser conhecida em sua cidade por alguma exposição, seja publicitária ou apenas sendo filha de alguém importante!

CADASTRO ESPECIAL OU CONTATINHO PREMIUM

São mulheres que recebem atenção especial por vários motivos. Por exemplo, ex-namoradas que, mesmo depois de algum tempo distantes, não oferecem muita dificuldade para novas relações.

Há também as mulheres que moram sozinhas, pois, nesse caso, o cara pode visitá-las a qualquer hora e ainda economizar o motel, você consegue pegar esse cara no pulo porque vai ser uma das primeiras coisas que ele pergunta ao te conhecer. Podem ser mulheres com quem esse homem já tem um bom entrosamento sexual, liberdade de sugerir novidades como ménages, swing ou outros fetiches. Ele sabe que com aquela mulher não tem complicação, um "oi, sumida" já abre as portas numa madrugada solitária e muitas vezes são amizades coloridas de muitos anos. Cuidado, o único que sai ganhando é ele! É bom lembrar que essas mulheres, enquanto recebem atenção diferenciada, facilmente confundem as intenções do homem com amor. Como já avisei, podem ser tratadas como namoradinhas... No caso de você sentir que está sendo um contatinho premium, mantenha atenção redobrada para não pegar "lobo em pele de cordeiro".

MULHER CERTA OU PARA CASAR

Cada homem tem a sua imagem de mulher ideal para casar. Por isso, seja você mesma, porque não dá para fingir que você é a mulher ideal de alguém e depois sustentar isso por décadas. Após ler este livro, você será percebida pelo seu admirador.

Nós, homens, olhamos os mesmos quesitos, porém cada um dá uma nota diferente de acordo com seus gostos e personalidade. Esse impacto é instantâneo, o que nos faz pensar que se trata de amor à primeira vista, mas é, na verdade, impressão à primeira vista, pois nós, homens, via de regra, iremos segurar o coração por semanas antes de realmente nos apaixonarmos. Cabe citar que, quando nos deparamos com essa mulher ideal, não deixamos dúvidas sobre nossa admiração e desejo por ela, facilmente identificáveis.

HOMEM CAFA OU GALINHA

Primeiro, quero esclarecer que um homem, via de regra, não é **cafa**: ele está no momento *cafa* e pode deixar de ser no exato momento que ele sentir que chegou a hora. Isso pode ocorrer quando ele encontra uma mulher diferente de todas as outras, ou por maturidade mesmo, quando percebe que o grande barato não é ter várias mulheres, mas sim explorar a sua mulher de várias formas. E sentimentos.

É aquele tipo que, apesar de tê-la como "cadastro", compreende que você tem sentimentos e, por isso, tenta se livrar do envolvimento, deixando bem claro que não está interessado em qualquer relação mais séria.

Se você quiser fazer um teste para descobrir se o seu parceiro é um cafajeste, experimente dizer que está apaixonada. Caso ele se enquadre, vai pular fora bem rápido. Ele só quer sexo, mas não pretende ferir seus sentimentos.

Preste atenção: esse tipo será o mais fácil de conquistar quando você terminar de ler este livro. Ele se apaixona quando encontra uma mulher realmente autêntica. Pergunte às suas amigas casadas e você verá que a grande maioria dos maridos era cafajeste antes de conhecê-las.

HOMEM CANALHA

Também conhecido como filho da puta, este tipo é recriminado e malvisto até por outros homens. Ele não respeita sentimento e não tem consciência moral, por isso consegue usar uma mulher o quanto quiser, mesmo mentindo para ela.

Sua principal característica é seduzir a mulher-cadastro ao máximo e só transar quando ela estiver apaixonada. Ele trata a mulher muito bem, mas seu único interesse é tê-la na sua cama.

Assim que consegue atingir seu objetivo, geralmente parte para outra conquista. Como justificativa, ele afirma, sabiamente por sinal, que a mulher transa muito melhor quando está apaixonada. Além de não respeitar os sentimentos de uma mulher, sua atitude costuma causar traumas. E, o que é pior, dificulta muito a relação com o próximo homem. Cabe citar que não é incomum ele causar prejuízos financeiros também! Cuidado!

Aprenda a identificar rapidamente os tipos de homens para poder se livrar rapidamente dos mal-intencionados ou dar uma chance para os que realmente valem a pena.

SACANAGEM OU FANTASIAS SEXUAIS

Esse termo (sacanagem) é usado hoje em dia quase como um sinônimo para fantasia no sentido sexual. Sempre que um homem diz que está querendo uma sacanagem, na verdade, está com vontade de liberar suas fantasias, explorar seus próprios limites sexuais e os de sua parceira.

Nessa situação, o homem sente-se como se fosse o próprio imperador em uma orgia da Roma Antiga. Tudo pode acontecer, sem nenhum sentimento, muito menos remorso. Caso você encontre pela frente um sujeito com esse discurso, fique ligada para ser verdadeira com você mesma: saia do caminho ou pague para ver.

Nós, homens, precisamos da fantasia e não pode haver sentimento no momento do sexo. Por isso que, geralmente, na hora da ereção, o homem pensa em algo sem sentimento, mais carnal, como, por exemplo, quando diz: *vem cá, minha putinha; vem cá, minha cadela* – e muita mulher se ofende, e não deveria, porque é sinal de intimidade e entrosamento – se for na hora do sexo, não em outra hora. Nós, homens, vemos o sexo com um olhar de tesão e sacanagem. Parece que existe um complô para dessexualizar o sexo, e isso está brochando o homem. Eu atendo uma média de dez mulheres por dia no meu escritório e vejo isso em todas elas: que é a dessexualização do sexo. Sexo tem que ter tesão. A mulher precisa demonstrar o que quer, sem focar no sentimento. Sexo é sexo. A mulher tem que ser verdadeira e não ter medo de demonstrar que sente tesão pelo parceiro ou pela pessoa com quem quer fazer sexo.

Creio que vale a pena aproveitar para mencionar um protesto comum dos homens casados e até de namorados: "O chato de casar é que acaba a sacanagem". O que querem dizer é que, quando namoravam, iam para motéis, escadas de prédios, *drive--in*, com os pais dormindo, com *lingerie sexy*, quatro orgasmos em uma noite etc.

Veja que isso é uma ignorância do casal em não mudar seus conceitos, pois, após o casamento, a facilidade de ter o sexo naturalmente diminui os exageros em quantidade. Porém, como vocês ainda verão neste livro, além de, no fim do mês, o saldo de transas de um casal ser maior, a quantidade de sacanagem pode atingir níveis elevadíssimos, dada a confiança e a cumplicidade que alcançam.

Acredito também que esse desânimo tende a diminuir nos casais que se atualizam, se informam, leem livros, discutem as opções e, principalmente, tomam todo o cuidado com a escolha do parceiro ou parceira.

Acho que a questão da "sacanagem" é, hoje, um dos quesitos mais determinantes de uma relação, seja para que ela dure, seja para que acabe. A fantasia é a ferramenta da monogamia!

DAR CONDIÇÃO

Essa expressão é usada quando conhecemos a possível mulher certa e percebemos que valerá a pena mostrar nosso lado príncipe, quando acreditamos que podemos ter achado a mulher de nossa vida.

Por exemplo, o cara sai na noite, travestido de *cafa*, até que pinta uma garota com potencial. Ele deixa de agir como cafajeste e "dá uma condição" para que possa desenvolver um relacionamento direcionado ao namoro. Quando ele encontra um amigo e está com a garota, e o amigo pergunta qual é a dele com relação a ela, se ele ainda não está namorando, mas quer explicar que pode chegar a isso, responde: "Estou dando uma condição". Isso pode levar de uma semana a três meses... aí ele se apaixona mesmo!

HOMENS PRONTOS E NÃO PRONTOS

HOMEM PRONTO

É o homem que está social e sexualmente maduro e preparado para se apaixonar e firmar relacionamento. Acima de tudo, desejando encontrar a mulher certa.

Normalmente, está economicamente estável ou bem encaminhado e com saúde, e familiares próximos bem de saúde também. Se alguém próximo está doente, dificilmente ele terá cabeça para relacionamentos. Não é uma regra, mas a experiência comprova que é comum.

Sempre me perguntam aqui no consultório se um homem que acabou de se separar está pronto. Sim, ele pode estar pronto. E, aliás, geralmente, homem que já teve mulher não fica sozinho muito tempo, ou seja, ele está sempre pronto.

Tenho casos, no consultório, por exemplo, de homens separados há apenas dez dias e que se apaixonaram por clientes minhas, basta que ele sinta que realmente encontrou a mulher da sua vida: a puta, a mãe e a amiga.

Cabe citar que muitas vezes o que faz um homem ficar pronto é um trauma na vida, ou um momento divisor de águas, por exemplo: o pai ou a mãe morre, ele quase morre, um amigo casa ou tem filhos, enfim, algo que o faz repensar a vida... Por isso, um homem não pronto hoje de manhã, pode estar pronto hoje à noite. O cafajeste é um cara que não está pronto, mas um dia estará, e por isso eu recomendo que você não fique com ele logo de cara, nem deixe encostar! O importante é você não agir errado com ele, pois quando ele estiver pronto, lembrará da boa mulher que conheceu um dia e virá atrás!

HOMEM NÃO PRONTO

É aquele que ainda não está em condições de se relacionar ou não está preparado. Exemplo: muito jovem, ainda com a carreira a definir, sem ter ou sem saber onde morar, inconsequente, entre outras coisas que demonstram imaturidade.

Para saber se o homem está ou não pronto, observe as ideias expostas por ele e analise se ele sabe o que espera de um relacionamento com uma mulher. Procure perceber se ele está ciente das mudanças que virão depois dessa decisão.

Observe se ele está preparado para curtir uma nova forma de viver: a vida a dois. A mulher precisa perguntar isso de forma direta e ter a paciência de deixá-lo responder, sem oferecer opções. Só assim poderá descobrir como ele realmente pensa.

MULHER SAFA, A MULHER PARA CASAR, A SELETIVA

É aquela que sabe exatamente o que faz. Usa muito bem sua inteligência e sabe perfeitamente separar o amor (sentimento) do sexo (sensação).

A mulher safa tem muita personalidade sexual, é uma puta, mas de um homem só. Ela topa qualquer sacanagem, está pronta para realizar qualquer fantasia que ele queira, sem vacilar. Pois teve o cuidado de avaliar, antes de transar, que tipo de homem ele é.

Guarde bem esse detalhe: ela é assim desde que seja com aquele que ela escolheu e ele lhe ofereça a reciprocidade que ela deseja nos planos sexual, social e econômico.

Seu comportamento sexual baseia-se na segurança que tem diante daquilo que deseja. Ela é capaz de levar qualquer homem ao altar ou ao suicídio. O homem, no fundo, quer poder pensar com segurança "ninguém no mundo se diverte mais do que eu", e ele quer trazer isso para dentro do seu relacionamento, aí ele fica para sempre.

MULHER INCONSEQUENTE

Deixa-se seduzir muito fácil por qualquer um, ou está equivocada na forma como os homens escolhem as mulheres, ou seja, pensa que, se o satisfizer sexualmente, ele pode se apaixonar...

Pela minha experiência de consultório, a mulher que está agindo assim, na maioria das vezes, ou pensa que o homem poderá se apaixonar por ela ou está em uma fase igual aos homens *cafa*, e, quando percebem as consequências, param de agir desse modo.

Do ponto de vista dos homens, ela pode até fazer tudo o que a safada faz, mas desconhece o que é mais importante: o amor-próprio. Não se envolve – não elege um escolhido – e não tem respeito por sua imagem.

Seu comportamento sexual é totalmente inconsequente e pode causar traumas para a vida toda.

Como a expectativa do homem foi satisfeita por uma vagabunda, pode acontecer de ele ficar com a sensação de que todas as mulheres são iguais a ela, e isso atrapalhará a relação dele com a próxima mulher que conhecer.

Ele ficará mais frio com aquela mulher por quem estava interessado, primeiro porque já saciou seu apetite sexual, depois porque vai agir com ainda mais cautela para se apaixonar. É um método de defesa, ridículo, é verdade, mas é a realidade.

COEFICIENTE SEXUAL DE SEGURANÇA

Bom, acredito ter sido o inventor dessa expressão. Apesar de ela ainda não ser usada por aí, tenho certeza de que, a partir de agora, passará a ser, uma vez que representa bem o que muitos homens e mulheres pensam, mas não conseguiam verbalizar. Tenho de colocá-la aqui, pois será mencionada no decorrer do livro.

O coeficiente sexual, basicamente, é o número de transas arrependidas ou erros de escolha. Para calcular, basta pegar o número de parceiros sexuais que a mulher já teve, subtraindo, dentro desses, o número de homens que namorou.

Exemplo: Paula já transou com 5 homens e namorou 3; então, seu coeficiente sexual de segurança é igual a 2. Esse método é uma ferramenta inconscientemente usada por muitos homens para medir a confiabilidade, a autoestima e a segurança da mulher, uma vez que quanto maior o coeficiente de uma mulher, maior sua insegurança.

Para os homens, pode-se dizer que o efeito do coeficiente sexual é grande, porém quase oposto. O que ocorre é que, se um homem teve 50 mulheres com quem fez sexo e 3 namoradas apenas, seu coeficiente sexual é igual a 47. Normalmente, o que se vê é que isso não afeta sua autoconfiança, mas aumenta significativamente sua desconfiança com relação ao sexo feminino. A consequência é que esse tipo de homem acaba por considerar que todas as mulheres são vadias. Pode-se dizer que o homem se torna cada vez mais incrédulo no amor e de difícil acesso para a paixão.

É muito comum as mulheres me contarem uma versão melhorada de suas experiências sexuais e me perguntarem se o homem acreditará que ele é o melhor que ela já teve. E pode acreditar: nosso ego faz com que acreditemos.

Mentira aqui não faz mal a ninguém, até favorece. Enaltecer um homem para outro não fará você ganhar o felizardo; você corre o risco de bloquear o cara, de perdê-lo.

SEDUÇÃO

A sedução para nós, homens, é uma fase. Isto é, o período que antecede o relacionamento. E começa no momento exato em que vemos uma mulher, pode ser em uma foto no Tinder ou pessoalmente. Essa fase dura basicamente dez segundos. E nesses exatos segundos, nós, homens, calculamos o comportamento sexual da mulher-alvo, basicamente – e infelizmente – apenas pela imagem que ela transmitirá. É um tempo muito curto, é uma primeira impressão, apenas, mas tem um alto impacto, 30% pela roupa e 70% pela expressão facial e corporal.

É, portanto, nesse período que o homem decide qual o futuro do relacionamento: transar e casar ou transar e ser amigo, ter uma mulher-cadastro. E é esse o segredo, uma vez que o homem decide antes de começar qualquer envolvimento. Por isso, a mulher não conquista o homem: ela já é altamente conquistável, pois o homem bate o olho e já sabe o que gosta e o que não gosta.

Sendo assim, fica claro que o homem não gosta de surpresa. Ele não gosta de perceber que a mulher que ele conheceu no momento da sedução não é quem ele pensava. Se ele confirmar que a mulher que conheceu naquele momento corresponde à expectativa, em três meses se casa.

ARTE DA SEDUÇÃO

Todas as atitudes que tomamos dependem de nossa filosofia de vida, da forma como entendemos os fatos e de qual será nossa opção de agir. Por isso, é preciso tomar cuidado com as formas distorcidas de olhar determinada situação; esse descuido poderá representar o risco de basear suas atitudes em um equívoco.

A arte da sedução existe e é para ser vista como parte do negócio da sedução, e que todos nós adoramos tanto praticá-la como apreciá-la. Mas, ao praticá-la, é preciso não se esquecer das cobranças.

Essa arte é aplicada para entreter um companheiro já existente. Marido, namorado ou alguém que já pagou ou está pagando o preço.

Lembre-se de que, quase sempre, antes de apreciar qualquer tipo de arte, seja no teatro, no cinema ou no museu, você precisa pagar o ingresso antes, pois, quase sempre, quando qualquer forma de arte é apresentada de graça, naturalmente será desvalorizada.

Você agora pode estar se perguntando: mas então onde entra a arte da sedução? Na vida real, como *trailers* de filmes, essa arte deve estar presente em pequenas amostras, apenas para instigar, por meio de comentários, forma de dançar, troca de olhares etc.

Tendo em mente que a sedução é uma arte, o comportamento terá bases platônicas, algo doado, e não cobrado.

Partindo do princípio de que arte é apenas para dar prazer ao admirador, até mesmo no relacionamento, que é o objetivo da sedução, não há como ela ser apenas uma doação. Agindo assim, já estaria errado desde o início.

JOGO DA SEDUÇÃO

O pensamento sobre a fase da sedução e da paquera **não pode ser** de que se trata de um simples "jogo". Você certamente vai se dar mal pensando assim, pois, como já disse, **no jogo, para que um ganhe, o outro tem de perder. Então, esse também é um princípio inadequado para se iniciar um novo relacionamento.** Quem pensa em jogo sairá sempre perdendo. No âmbito dos relacionamentos, como o objetivo é a felicidade, a família, o amor, ninguém vai querer investir em um jogador.

O jogo da sedução é contra as outras mulheres, com o homem você negocia!

Portanto, a melhor forma de não perder a objetividade é pensar em sedução como um ótimo negócio, uma simbiose em que as duas partes ficam felizes e satisfeitas.

Pode-se criar uma disputa na balada dando bola para dois ou três homens, mas não se pode fazer um jogo. O que deve ocorrer é uma negociação, ou seja, uma espécie de concorrência, pois, em um jogo, para um ganhar o outro tem que perder. Por isso, o jogo é contra as outras mulheres.

NEGOCIAÇÃO DA SEDUÇÃO

Você já reparou no trabalho dos vendedores? Eles têm como meta alcançar determinado objetivo, vender o produto e obter um resultado. E também usam essas técnicas para conquistar as mulheres que querem.

Assim, observe também que toda boa negociante tem marido ou namorado e que eles são apaixonados por elas. Acontece que elas contam com um trunfo em seu favor: sabem negociar.

Philip Kotler, um dos gurus da administração moderna, afirma que "todo negociante deve trabalhar arduamente para tornar sua linha de produtos obsoleta antes que os concorrentes o façam!" Portanto, pesquise e amplie sempre seus limites sociais e sexuais, senão a casa pode cair!

Toda negociante é uma boa sedutora. Ela não só é capaz de vender, como sabe comprar também.

Uma boa sedutora é aquela que seduz o homem certo, sabe usar as melhores armas para obter um bom negócio. Ela tem metas a atingir e estratégias para alcançar o objetivo. Portanto, conhece também seu limite.

Não adianta ser uma mulher que "fica" com o homem que quiser se nenhum desses homens fica com ela no final. Aliás, sempre digo que "ficar", para nós, homens, na fase da sedução, não significa quase nada. Pelo menos no sentido de o homem usar isso como parâmetro para avaliar o interesse.

A avaliação real e verdadeira exige tempo e atenção. Para se ter uma ideia, existe um consenso entre nós, homens, que sempre funciona. Ele diz: para aprender a se comunicar com uma mulher, é preciso primeiro entender suas "caras" e reações. Ele começa a ter relacionamento com a mulher e vai entendendo ela, vai lendo as reações dela quando fica magoada, contrariada, feliz, quando goza. Ele observa para poder detectar com mais acerto o que a mulher está pensando.

As mulheres também têm uma frase bastante conhecida: **"é fácil passar uma noite com um homem, difícil é mantê-lo para o café da manhã"**. Este é um bom exemplo dessa percepção de que ficar não resolve nada se sua intenção é encontrar um companheiro de verdade.

Diferentemente da Arte da Sedução e do Jogo da Sedução, a Negociação da Sedução é usada pela mulher para seduzir um homem ao conhecê-lo. Ou seja, a mulher solteira deve saber negociar com o homem o relacionamento que está iniciando.

E isso só acontece se a mulher tiver em mente exatamente o que procura em um homem para conseguir fazê-lo feliz e também para ser feliz. Então, para negociar a sedução, a mulher deve ter na cabeça um *script* completo do que deseja encontrar em um homem, pronto para aplicar no parceiro ao conhecê-lo.

AGENDA SOCIAL

Eu recomendo que minhas clientes tenham sempre uma agenda social de pelo menos duas semanas, ou seja, saibam o que fazer ou o que há para fazer de legal todo dia, pois, além de ser o seu deleite, o melhor lugar para ser encontrada pelo seu homem é aonde você gosta de ir!

Simples. Se você quer encontrar o homem que a faça feliz, você deve agir para colaborar com esse encontro. Pode ser em shows, festas, passeios, eventos, feiras, esportes, diurnos ou noturnos, desde que seja de sua personalidade!

O mundo moderno, o século XXI, ajuda bastante nesse ponto, uma vez que, além de ser muito fácil e não ter nenhum problema uma mulher sair de casa sozinha, há também à disposição os aplicativos de relacionamento.

Use a tecnologia a seu favor e escolha os lugares que gosta para frequentar, apareça e esteja pronta para a Negociação da Sedução. Tenha o seu *script* da negociação em mente sempre que sair de casa.

SCRIPT BÁSICO DE NEGOCIAÇÃO

A mulher tem que ter um *script* próprio de negociação, deixando claro o que ela quer de um homem. Esse *script* tem início no momento em que deixa claro ao homem que gostou dele, ao fazer o "*move* do olhar" (o famoso *look* de 5 segundos), ou seja, deixando seu olhar bem claro: comece no olho, desça direto para o pé, suba por um segundo na cintura, um segundo no peito e finalize no olho dele novamente. Isso para que o homem saiba que ela gostou dele! A partir daí, é problema dele te conquistar ou arregar.

E se for abordada de qualquer forma, ela tem que ter seu *script* de negociação, que nada mais é que um conjunto de perguntas pré-eliminatórias para um homem. Essas perguntas são excludentes, logo de cara o homem é eliminado e você não perde mais o seu tempo com quem não vale a pena.

O recomendável é que ao menos as sete questões mais importantes sejam decoradas na sua cabeça, para que você já pergunte logo de cara. E depois, aproximadamente umas vinte perguntas a mais – que chamo de pré-beijo – devem ser feitas para que você defina se realmente vale a pena investir tempo naquele cara.

No fim deste livro, tem um *script* de negociação que você deve seguir e deve tê-lo em mente ao sair de casa para conhecer alguém.

INTIMIDADE VERBAL INSTANTÂNEA

Foram muitos anos vagando de bar em bar, viajando pelo Brasil e pelo mundo, conhecendo e conversando com centenas de pessoas. Sempre que indagava sobre a maior dificuldade em encontrar a "mulher certa", excluindo a diferença de gostos (pois cada um tem o seu), no fundo a reclamação era sempre a mesma: "Está se tornando impossível conhecer uma mulher como ela realmente é, seja de noite ou de dia, pois não se pode falar de nada mais íntimo que ela se assusta".

Ou pior ainda: a mãe manda agir de um jeito; os amigos, de outro; as revistas, de outro; os profissionais, de outro; a TV, de outro; livros, igrejas, tias, grifes etc. Enfim, com tantas máscaras para colocar e testar, principalmente em cidades grandes, que permitem essa brincadeira camuflada pelo tamanho do território, fica fácil perder a própria identidade.

Some-se a isso o fato de que, devido a tantos golpistas, pilantras, tarados e psicopatas soltos por aí, acaba-se por adquirir uma postura que, por segurança, é melhor omitir detalhes de sua vida. Isso torna impossível conhecer uma mulher como ela realmente é. Logo, sem ter acesso a isso, ou ninguém se apaixona ou se apaixona pela máscara, que um dia cai e leva a paixão junto.

Veja como é grave essa afirmação. Se prestarmos atenção, veremos que realmente o que mais rola é só papo furado, do tipo *onde mora? O que faz? Você conhece fulano? E beltrano?* Até a hora que, sem nenhuma negociação, sai um beijo. Isso se o cara não te empatar a noite inteira!

Infelizmente, a única saída para esse marasmo ou círculo vicioso é: já que buscamos a intimidade física o mais rápido possível, que pelo menos tenhamos a verbal antes, como sempre foi!

Falar sobre sexo ou necessidades fisiológicas, mesmo não sendo muito romântico, é uma excelente forma de estabelecer intimidade, negocia-se em bases sólidas e estratégicas o que pode acontecer sem compromisso, pois permite testes.

Nos assuntos sexuais do tipo: *Qual sua preferência? O que você não faria? Você se masturba?*; ou escatológicos do tipo: *Nossa, tive uma diarreia na praia uma vez! Acredita que vomitei em tal lugar? Puxa, soltaram um pum na igreja!*, você verá que as reações de cada um serão muito mais fiéis à personalidade real.

É claro que as apresentações devem seguir o protocolo formal: nome, profissão, o que estudou etc. O que quero dizer é que vale mais a pena você se decepcionar com as atitudes e formas de pensar de um cara que disse coisas com as quais você não concorda em hipótese alguma ou que reagiu em desacordo com sua expectativa depois de ouvir suas histórias nojentas ou sexuais.

Voltar para casa decepcionada, mas intacta física e moralmente, já que você não ficou com ele, é muito melhor do que deixar o papo furado correr e acabar ficando com o cara que só depois você vai saber que não servia. Se isso acontecer, como é que você vai se sentir? Poderá se sentir usada, enganada, imagine! Já vi muitos casos em que, porque a garota pensa que está tudo maravilhoso (claro, o homem não mostra sua verdadeira cara), ela deixa rolar e acaba transando com tipos que não valem a pena.

CAPÍTULO 2
MARKETING SEXUAL: ANALISANDO O MERCADO E TRAÇANDO ESTRATÉGIAS

O CONCEITO DOS SETE Ps DA SEDUÇÃO

Inspirado por um conceito desenvolvido pelo professor Jerome McCarthy na década de 1960, os quatro Ps do *mix de marketing*, que é citado até os dias de hoje por um dos papas do *marketing* no mundo todo, Philip Kotler, desenvolvi os sete Ps da sedução.

Se pensarmos em qualquer produto e em tudo o que precisamos fazer para que esse produto esteja bem colocado no mercado, rapidamente reconheceremos que todo sucesso está baseado em um *mix* de elementos que, corretamente empregados, garantem de fato o sucesso das vendas.

Assim, pensando na sedução como processo de negociação, teremos os sete Ps que garantirão o sucesso dessa negociação. Vejamos, então, como se explica essa teoria.

1. Pessoa – Este é o primeiro "P" e também o primeiro passo. Cada um deve olhar para si mesmo e fazer uma autoanálise, verificando suas características, habilidades, conhecimentos (de curso de culinária e *striptease* até MBA na Inglaterra), seus pontos fortes e fracos, seus limites socioculturais e sexuais. Analisar seus dogmas e valores como nunca, pois é preciso identificar seus reais limites, entender suas reais necessidades e seus reais desejos e defini-los claramente como metas para si mesmo. Tenho visto muitas pessoas altamente qualificadas não se darem o devido valor pelo simples fato de nunca terem se autoavaliado, pelo ceticismo de acharem que ninguém dá valor a elas ou às suas qualidades. Feito isso, ainda dentro deste item, o próximo passo é definir qual o parceiro que espera encontrar.

É muito importante que você realmente saiba quem você é, e não quem você diz ser. Se você negligenciar isso, em menos de três meses a verdade aparecerá e seu relacionamento desmoronará.

Recentemente, em meu consultório, uma cliente que estava de casamento marcado viu tudo desmoronar, pois tinha negligenciado o fato de seu noivo ter conceitos diferentes para criação do filho dele de outra relação e ainda ter uma cachorrinha. Duas coisas que impediam que o relacionamento desse certo, uma vez que ela teve uma criação totalmente diferente e era alérgica a cachorro.

Cabe citar também que nós, homens, rapidamente damos um jeito de avaliar os gostos e as preferências sexuais de uma mulher para definir o que vamos querer dela no futuro. Portanto, seja você mesma e dane-se se irá incomodar alguns homens ou mulheres!

Minha Querida Leitora, eu canso de dizer no meu consultório todo dia e no curso *on-line* que ministro toda semana: **quantos homens você quer? Preocupe-se em agradar apenas este!** Não adianta querer ser política e agradar a vários homens. Para ser amada por um homem, você terá de magoar outros, e problema deles que não conseguiram conquistá-la!

2. Parceiro-alvo – Que tipo de parceiro você quer encontrar? Qual é o estilo de pessoa que a interessa? Quais são as características socioculturais, a forma de pensar em sexo, limites e preconceitos? Se necessário, tenha sempre em mãos uma "cola" com as informações que deseja obter do possível parceiro, baseada em suas experiências passadas, principalmente nas excludentes (as que não deseja mais), pois essas você pode prevenir. Não tenha medo de preconceito.

Quando você quer comprar algo, geralmente já sabe o modelo que não quer, não é mesmo? Tenha claro que a fórmula do amor terá a seguinte equação: eu + outro = sucesso.

3. Preços e prazo – Quanto você vale e o que quer receber de seu parceiro pelos prazeres e benefícios que é capaz de dar? Quais são os princípios dos quais você não abre mão? Quanto você pode pagar? O que você é capaz de fazer e/ou deixar de fazer, social e sexualmente falando, em favor de um possível amor? Quando ambos pretendem ter um relacionamento sério ou uma família, você deve verificar se os projetos de vida de ambos, independentemente da idade, estão em harmonia.

Lembre-se sempre de que o que forma um casal são os planos em comum! Portanto, não será nenhum sacrifício se os dois quiserem as mesmas coisas! Acredite: nós, homens, queremos e precisamos tanto ou mais que as mulheres de alguém para sermos felizes! Eu já vi, mesmo aquele que bradava aos ventos que nunca iria se casar, mudar de ideia e trazer uma mulher para morar com ele em menos de trinta dias! Hoje está casado e tem dois filhos!

4. Praça – Onde você espera encontrar a pessoa desejada? Você aparece em locais onde poderá encontrar alguém dentro do perfil esperado? Para ajudá-la a se situar, você pode responder às seguintes perguntas: Onde você está em um sábado à noite? E de manhã? E à tarde?

Outro detalhe importante: você vai conhecer o seu homem nos lugares de diversão ou em lugares relacionados ao seu trabalho e, além disso, ele tem de morar a, no máximo, 30 quilômetros da sua casa ou, se preferir, a vinte minutos de distância. Porque, senão, vai dar merda.

A maior característica de que, do ponto de vista masculino, a relação vai dar certo é quando o homem gruda e não larga! Minha grande dificuldade com as minhas clientes é que elas não acreditam nisso e acabam fazendo bobagens do tipo "não estarem no momento certo para se relacionar" por falta de tempo!

Sendo mais específico, o homem que ela conhece na sexta-feira, vai querer vê-la no sábado, no domingo, na segunda... e para o resto da vida. Vejo isso acontecer há mais de 25 anos, toda semana. É por isso que vocês têm de morar perto: senão se torna impossível, pois ele não aguenta a logística e acaba cansando. Por favor, eu sei que aconteceu com alguma amiga sua, mas você vai confirmar que é tão difícil quanto ganhar na Mega-Sena, melhor não arriscar! Vá na certeza que será bem mais fácil.

Há pouco tempo, atendi duas mulheres que perderam meses (uma oito, outra quatro) com homens de outra cidade e que chegaram a brigar comigo dizendo que eu não podia ser tão radical e poderia estar errado, mas insistiram em tentar!

5. Propaganda – Confira o tipo de roupa que tem usado, faça uma análise sincera de sua imagem, procure estar feliz com o que vê. Se nem você gosta de sua imagem, dificilmente alguém mais gostará. Passa uma imagem que, no fundo, não é quem você é por dentro? Procure saber qual o conceito que os outros têm de você, principalmente os homens. Considere sua postura. Trabalhe sua imagem. Como costumo dizer, não adianta ser uma pessoa boa; é preciso que as outras pessoas também a vejam assim. Cabe citar que conheci algumas mulheres que eram, usando nosso jargão masculino, "mulheres para casar", mas que, por não se preocuparem em mostrar o contrário, eram vistas apenas como "cadastros".

Esse problema acontece até, para não dizer principalmente, com artistas e modelos, pois o fato de posarem para fotos sensuais, com caras e bocas, pode gerar uma imagem completamente diferente de sua real personalidade. E só a real personalidade é apaixonante! Gostaria de citar aqui que já vi casos de mulheres executivas, sérias, recatadas, com cabelos lisos e tipo *chanel*, que adoram *rock and roll*, e só descobri isso depois de semanas de entrevistas. Fiquei pasmo! Em outras palavras, sabe quando um cara ia perceber isso? Nunca!

E é claro que esse tipo de coisa também acontece bastante com os homens, mas não vou me preocupar com eles, pois estão com a demanda a seu favor. Sem contar que as mulheres, por não serem como nós, homens, não nos desclassificam rápida e displicentemente como fazemos com elas.

Nós, homens, avaliamos e calculamos o **comportamento sexual** e pessoal da mulher nos primeiros dez segundos em que batemos o olho nela, e já praticamente decidimos ali se pode ser a "Mulher da nossa Vida", avaliando 40% pela roupa e 60% pela atitude corporal.

6. Pós-tudo – Depois de obter sucesso na conquista, isso quer dizer: seduzir a pessoa certa e ser correspondida, é preciso saber que o segredo é manter a sedução sempre viva, sem mudar o modo de pensar e a postura, para poder exigir e exercer uma eterna reconquista diária.

Neste item, é importante estar atenta a todos os sentimentos novos que começam a surgir a respeito do novo relacionamento. O ciúme pode indicar insegurança ou não correspondência ao interesse do outro. Porém, a falta dele também pode indicar seu desinteresse pela nova conquista, que pode ser falha na comunicação ou até erro de escolha. De qualquer forma, a regra é: Não perca tempo!

Sendo a Puta, a Mãe e a Amiga, se for o homem compatível com você, como eu já disse e vou dizer várias vezes, ele gruda e não larga. E não será nenhum esforço para a mulher, pois os dois pensam igual!

O segredo para esses seis Ps funcionarem está totalmente baseado no sétimo P:

7. Pesquisa – É a ferramenta para aprimoramento e definição de todos os itens anteriores. Deve ser usada sempre, com total seriedade, e, só depois de muito bem posicionada e embasada, você deve fazer valer sua personalidade e, assim, todas as escolhas de sua vida. Pesquise e discuta sobre todos os itens anteriores com suas amigas e amigos.

Atualize-se sempre sobre cada passo. Trata-se de um processo contínuo; atualize-se sobre seus reais interesses.

CHEGA DE TEORIA E VAMOS COMEÇAR A AGIR

Minha filosofia é a de resultados, e o resultado que desejo alcançar é que as coisas aconteçam para meus leitores e, principalmente, para minhas leitoras.

Infelizmente, este livro não é mágico. Portanto, para que as coisas aconteçam, é preciso levantar-se com coragem e agir com clareza, posicionamento, estratégia e personalidade.

Vamos lá?

A MULHER PRECISA DEFINIR CLARAMENTE OS SEGUINTES ASPECTOS:

A) QUEM VOCÊ É (NÓS, HOMENS, ODIAMOS SURPRESAS)

Por isso, muitas mulheres encontram parceiros e namorados passageiros, uma vez que fingem ser o que não são e acabam sendo encontradas por homens que não procuravam, não tinham nada a ver com elas. Isso, fatalmente, levará ao término do relacionamento. Por isso, o meu conselho é: seja sempre você e verdadeira consigo mesma.

Para isso, aconselho que procure ser verdadeira consigo mesma nos campos social e sexual. Faça isso mentalmente e tenha o cuidado de não contar a ninguém. Avalie seus pontos fortes para enaltecê-los e os fracos para contorná-los. Mas seja muito franca consigo. Recomendo às minhas clientes que sejam o máximo de tempo possível esta mulher, mas entendo que somente quem realmente tem de saber suas reais características e fantasias são você e o homem que mereça a mulher maravilhosa que você é!

Para facilitar sua autoanálise e futura troca de informações com suas amigas, use com cuidado o questionário de avaliação feminina disponível no site www.eduardonunes.com.br, no qual, depois de preencher uma ficha cadastral, terá acesso a fichas de outras mulheres com características semelhantes às suas (tudo de modo sigiloso, sem divulgação de suas informações pessoais ou de outras mulheres). Fiz isso porque as mulheres nem sempre compartilham essas informações com as amigas.

Entenda que, se você quiser receber o verdadeiro amor de um homem, com sua intensidade máxima, ele precisa acreditar que sabe tudo que é verdadeiro em sua mulher. **Só quem é, é amada.**

B) QUEM VOCÊ QUER SER
Ou como gostaria de ser vista.

Aqui é que mora o perigo. Muitas vezes, principalmente nas cidades grandes, vemos que existe a possibilidade de passar a imagem que quisermos de nós mesmos e, por isso, acabamos, digamos, "roubando" a imagem de outras pessoas que admiramos.

Muitos acreditam que, se passarem a imagem de uma pessoa vencedora na vida, isso os tornará vitoriosos ou vitoriosas. Meio certo, para não dizer mais errado. Veja que as reações que temos diante de um vencedor são duas: ou de que ele não precisa de ninguém, ou de que, ao se aproximar, teremos a impressão de que se aproveitará de sua condição, o que, em ambos os casos, causará uma possível depressão no futuro, além de manter as pessoas afastadas dele.

O certo é trabalhar sua motivação, garra e objetividade para que todos vejam a imagem de uma competidora determinada, tão forte que poderia até mesmo perder uma batalha. Você deve mostrar que percebe que, para vencer essa guerra da vida, somente com a ajuda e o companheirismo de uma "equipe", da qual irá fazer parte um dia. Uma equipe chamada família, na qual seu homem e seus filhos irão competir e vencer juntos. A essa competidora todos nós queremos nos juntar.

Na qualidade de competidora ambiciosa, você deverá atrair só coisas boas, tanto no plano pessoal como no profissional.

Se você se mantiver mostrando apenas o que pretende ser, em vez daquilo que realmente é, poderá até gerar algumas paixões momentâneas, mas tudo acabará logo, juntamente com a descoberta da verdade.

C) COMO VOCÊ É VISTA

Frisando bem, devo dizer como você é realmente vista. Aqui, as formas de avaliação dependem de pesquisa de *recall* e de percepção para ler nas entrelinhas.

Mulheres, muita atenção aqui que vale o livro! Como sabem, atendo mulheres no meu consultório dez horas por dia, fazendo consultas diagnósticas pessoalmente e por vídeo há mais de vinte anos, e nos últimos tempos tenho visto em praticamente todas as minhas clientes o mesmo erro recorrente: a postura blasé, a indiferença, típica das mulheres bem casadas, e matei a charada: elas se espelhavam nelas! Mas o problema é que elas já possuem seus homens. Por isso, se você for uma mulher que, ao dizer que não é casada, todos falem "nossa, achei que fosse!", mude para a postura de uma mulher que está procurando seu homem. Basta olhar para eles com o "*move* do olhar" que já ensinei! Verá o resultado!

Aproveite para perguntar para seus amigos mais chegados qual imagem as pessoas têm de você. Isso pode ser feito até em forma de jogos e brincadeiras, mas leve a sério, pois você verá como usar as informações a seu favor nos próximos capítulos.

SER PARA TER

Depois de concentrar sua atenção em encontrar verdadeiramente essas três características – quem você é, quem você quer ser e como você é vista –, vamos pensar nas consequências.

Muitas vezes, o que ocorre é que a mulher age da mesma forma como agiria aquela que ela *quer ser*: sendo extremamente política, do tipo que se preocupa demais com o que todos pensam, o que é muito comum nas "mulheres com títulos", como, por exemplo, quando atendo advogadas, juízas, promotoras, procuradoras, médicas, empreendedoras etc. Como consequência, a forma *como é vista* acaba por impedir que alguém interessado possa reconhecer nela a mulher de sua vida. Isso porque fica impossível perceber quem ela é realmente. Quem está de fora, percebe apenas que ela não é o que vende, mas não pode perceber quem ela realmente é.

Por isso, impedido de ver sua alma, o homem se limita a observar nessa mulher apenas o que ele pode acreditar ou usar... O corpo e as vantagens que têm a seu favor!

Adoro ver o resultado rápido que acontece nas vidas dessas mulheres, pois costumam ser encontradas e casam em semanas quando acham o ponto de equilíbrio ideal de comportamento, ou seja, aprendem a bater o cartão, desligar a profissional e ligar a mulher na hora em que aparece o homem possível em sua frente!

APRENDENDO A SER VOCÊ

1º – A mulher precisa ser o mais espontânea possível, ou seja, **procurar aproximar a forma como é vista o máximo possível de *quem ela é* de fato.**

Se você achou confuso, leia de novo com atenção e acredite: esse problema é mais sério do que muitos imaginam, e sempre fará seus possíveis relacionamentos darem errado, pois, ou você nunca será encontrada por homens que desejam a mulher que você é de verdade ou, quando você for encontrada, será desprezada pela insegurança que transmitirá ao homem, que a verá como um embuste e bloqueará seus sentimentos mais nobres.

2º – Com base em sua pesquisa pessoal, é preciso *planejar* suas estratégias, valorizar seus pontos fortes e melhorar os pontos fracos. Sobre isso, você poderá encontrar dicas nas páginas a seguir.

3º – De posse de suas ferramentas, com sua estratégia planejada, a meta deve ser *agir hoje*. Não espere o amanhã, nem reclame do que deveria ter feito ontem: faça hoje! Basta que você identifique em que fase está. Se você não sabe identificar, comece do princípio: o primeiro P. Entenda que só o fato de começar a agir já irá mudar o *como você é vista* para alguém mais confiável e seletiva.

4º – Considere que não é apropriado pensar na sedução, ou seja, na fase da conquista, apenas como a fase mais gostosa de um relacionamento, em que você apenas vai curtir e deixar rolar. O indicado é passar a enxergar essa fase também como uma oportunidade de escolha séria e de testes, como a que antecede um grande negócio ou o início de uma família.

5º – Nunca deixe a pesquisa de lado, mesmo (ou principalmente) nos piores momentos. Insista, procure saber a opinião de outras pessoas. Pesquise sempre, *atualize-se*.

Lembre-se sempre de que **o homem precisa se sentir "o escolhido"** e de que, para escolher, a mulher necessita ter segurança.

MOVE DO OLHAR

O famoso *look* de 5 segundos, ou seja, deixando seu olhar bem claro: comece no olho, desça direto para o pé, subindo para um segundo na cintura, um segundo no peito e finalize no olho dele novamente. Isso para que o homem saiba que gostou dele!

A partir daí, é problema dele conquistá-la ou arregar. O importante é você não recuar. Não se intimidar diante do homem que a atraiu. Faça o "*move* do olhar" e espere que as coisas aconteçam.

Lembre-se: para ser descoberta, você precisa, obrigatoriamente, ser notada. O *move* do olhar está aí para isso.

MOVE DO DEDO

Coloque o dedo na boca do cara e negue com calma, se for um homem que vier com um beijo do nada: você o beija se quiser. Não beijar faz com que você ganhe a admiração do cara. Valorize o beijo, pois, apesar de se tratar de um grande clichê, com ele você está aceitando o homem. Por isso, recomendo beijar somente quem você tem certeza de que vai transar. Beijar o homem não vai adiantar nada para acelerar o processo de interesse por você. Muitas vezes, será mais excitante deixá-lo bem ciente do seu desejo por ele – interesse físico –, porém seu método exige que o conheça melhor, baseada nas perguntas que você vai preparar para conhecer o seu homem. Repare que eu disse isso várias e várias vezes, ou seja, prepare realmente uma lista de perguntas para fazer a um homem quando ele vier dar em cima de você: ele vai adorar se estiver bem-intencionado e odiar se estiver mal-intencionado – e é isso o que realmente importa.

Se o Rodrigo Santoro tentar beijá-la e você deixar logo de cara, você corre o risco de ser só mais uma porque aceitou tudo no tempo dele, para não dizer leviana. Agora, se ele tentar beijá-la e você não deixar, aí sim, fez as coisas no seu tempo, foi beijada por ele lá na sua autoestima e ainda se destacou da multidão de mulheres que corre atrás desse cara. Faça pelo menos suas perguntas de negociação antes, para saber no que você está entrando, e não seja a mulher que sucumbiu aos encantos de primeira vista de um homem. Seja seletiva, ele vai respeitar.

CAPÍTULO 3
ACORDA: É GUERRA

Quando você olha à sua volta ou conversa com alguém sobre suas decepções com os relacionamentos, consegue perceber o que está acontecendo de errado? Consegue detectar a origem das dificuldades de se estabilizar? Acha que a culpa é sua? Dos homens? Do destino?

Caia na real, respire fundo e abra os olhos de uma vez: a verdade é que, para encontrar o parceiro ideal, você terá de vencer uma guerra. E quanto mais tempo levar para perceber esse fato, mais difícil será conquistar o seu homem. Acredite: essa é a realidade!

O inimigo é feroz e em maior número. Seu sucesso depende da sua consciência, da sua estratégia e de saber usar suas armas secretas.

Pense comigo: mesmo nos dias de hoje, as convenções sociais determinam que a mulher tem que se casar – se não formalmente, ao menos deve ter um companheiro. Se não forem os pais, sempre haverá aquela tia chata que a lembrará disso!

E com um detalhe: espera-se que esse companheiro, de uma maneira geral, seja sempre mais velho, porque depois de 30 anos atendendo mulheres, ficou claro que elas são muito mais maduras, então já vale focar em diferenças de no máximo 5 ou 6 anos e avaliar se a cabeça do cara é madura para te acompanhar. Existem homens feitos de 28 anos de idade e moleques de 55. Ora, o que se vê, na maioria dos países e no Brasil, inclusive, é que a pirâmide populacional apresenta maior quantidade de jovens.

Como dos homens não é exigido que se casem com mulheres da sua idade, a cada ano que passa eles vêm aumentando o seu leque de escolhas. Em outras palavras, além das contemporâneas, eles podem escolher entre as mais novas e as mais velhas. Ao passo que, inversamente, com relação às mulheres, o passar do tempo reduz esse leque cada vez mais.

Para complicar, existe na sociedade o tabu das diferenças de idade. As pessoas pensam que as mais jovens são as preferidas, mas não é bem assim.

É certo que essas mulheres mais jovens são especialmente privilegiadas. Elas estão em um momento da vida em que ainda estão livres do estresse social (trabalho, família, óvulos acabando, filhos, problemas etc.). Além disso, têm muito mais afinidade com a sua própria sexualidade, uma vez que, ao contrário das mulheres mais maduras, elas são muito menos reprimidas sexualmente pela família.

Como consequência da evolução do comportamento das mulheres, elas são incentivadas à masturbação e à busca pelo orgasmo. E o principal: conversam muito mais entre si sobre assuntos que, para as mulheres mais velhas e supostamente mais experientes, ainda são tabu.

O que parece o segredo das mais jovens é apenas aparentarem a promessa de um comportamento sexual muito mais atraente.

O segredo é simples: descobrir que, de uma maneira muito especial, a informação e o melhor entendimento desses tabus são essenciais nessa guerra. Quando as mulheres se informam, trocam informações com as amigas, fazem cursos, usam sites e até profissionais para ajudá-las – como o meu próprio trabalho de *coach* –, isso as coloca na dianteira.

Quanto mais madura, segura e informada a mulher for, mais apaixonante ela será. Por isso vejo em meu consultório que as mais velhas surpreendentemente casam mais rápido do que as novinhas – principalmente as separadas e com filhos! Muitos homens, inclusive eu, já constataram que essa insegurança existe quando elas não sabem avaliar seu próprio comportamento na cama, quando não têm informações, quando não fazem ideia nem mesmo de como são as suas amigas, nem imaginam do que as outras mulheres são capazes.

Por isso, a solução é a informação mais direta possível, procure sites de conteúdo erótico, vídeos, não tenha medo de usar a internet para saber o que as pessoas andam experimentando. No meu site, inclusive, tem uma pesquisa feita com mais de 40 mil mulheres de todo o Brasil com as preferências sexuais e diversos detalhes para você entender o que está rolando no mundo hoje[1]. Vamos falar muito sobre tudo isso neste livro, mas creio que podemos começar por algumas regras básicas que são imprescindíveis para entrar nessa luta.

Sugiro que você pense um pouco sobre o seu comportamento e se prepare para realizar as seguintes mudanças:

1. Conhecer a si mesma e os seus próprios limites sexuais, limites estes que poderá descobrir e testar consultando a lista de fantasias máximas na última parte deste livro.

2. Treinar sua afinidade com o orgasmo e o tesão para estar preparada para sentir e dar prazer sem "neuras".

3. Ter base de comparação, saber tudo sobre as amigas (tudo mesmo!) e quais são os limites delas. Principalmente daquelas que já "roubaram" um homem de outra mulher alguma vez.

---

[1] Acesse meu site: **eduardonunes.com.br** e procure pelo *Questionário de avaliação sexual*.

O MITO DA TROCA DA MULHER MAIS VELHA PELA MAIS JOVEM

Há um conceito errado relacionado a nós, homens, no que diz respeito à mulher que está ao nosso lado: nós não vemos beleza, vemos comportamento sexual. Idade é diferente de comportamento sexual. Então, para nós, não importa se a mulher é mais velha ou mais jovem, o que realmente importa é o tesão que ela transmite, é o desejo sexual que ela desperta. É isso, esse comportamento sexual, que nos faz escolher uma em lugar de outra.

Entende?

A mulher desperta, por meio de seu comportamento, de suas roupas, de sua expressão facial e corporal, o nosso desejo sexual, e ela dá a entender o quanto gosta "da coisa", o quanto instiga a imaginação do homem. Dependendo da roupa e do modo de agir, é possível saber se uma mulher gosta mais de sexo do que outra, se é mais sexuada ou assexuada.

Então, é uma grande mentira dizer que o homem troca as mais velhas pelas mais novinhas porque são mais bonitas. Não. A verdade é que essa troca pode acontecer porque o homem busca uma mulher com mais vontade de transar ou com menos, e isso não resulta da idade da mulher, mas do comportamento.

É comum vocês notarem que a amiga foi trocada por uma mais jovem, mas também é comum os homens trocarem a mulher por outra mais velha! E isso ocorre ou porque esta, apesar de mais velha, não perdeu o tesão, ou porque o homem procura justamente uma mulher com menos ou sem tesão, quando a libido dele diminuiu ou acabou. Sim, isso acontece. Aí eu costumo dizer que muda a ordem: em vez de ele procurar a puta, a mãe e a amiga, ele reorganiza para a amiga, a mãe e a puta. Quando se divertir se torna mais importante que o sexo! Não existe regra. O importante é você se conhecer e ser capaz de entender as suas necessidades e as necessidades de seu parceiro.

Acho que é muito importante você se inteirar sobre isso, pois me deparo com casos incríveis de mulheres muito atraentes que chegam ao meu consultório se sentindo a pior do mundo, pois o marido ou namorado não quer transar e, por ignorância ou machismo, talvez, o homem não explica que o problema é dele, acabando com o amor-próprio de qualquer uma sem necessidade.

CAPÍTULO 4
SEDUZINDO E NEGOCIANDO A BUSCA DA SIMBIOSE!

Simbiose. [Do gr. *symbíosis*, "vida em comum com outro(s)".] S. f. **1.** Eco/. Associação de duas plantas, ou de uma planta e um animal, ou de dois animais, na qual ambos os organismos recebem benefícios, ainda que em proporções diversas. **2.** Associação entre dois seres vivos que vivem em comum. **3.** Fig. Associação e entendimento íntimo entre duas pessoas[2].

O AMOR SÓ SE SUSTENTA SE HOUVER UMA SIMBIOSE NO CASAL

A sedução, em algum momento, pode levar a uma relação amorosa perfeita por meio da simbiose. Sendo prático e citando um exemplo, chegou em meu consultório uma cliente de 39

---

[2] Fonte: *Dicionário Novo Aurélio Século XXI*.

anos, médica, oriental e que já havia se relacionado com muitos homens, mas nunca conseguia um relacionamento duradouro. Ao fazer sua análise, notei um trauma afetivo de sempre dar e não ser correspondida, e isso a tinha deixado amarga e com o coração endurecido. Isso se notava e era facilmente transmitido para qualquer homem e, o que causava neles a sensação de que ela queria alguém apenas para resolver os próprios problemas. Logo, não havia simbiose! Com apenas duas sessões, alguns *slides* e ouvindo minhas argumentações, ela topou não culpar o próximo pelos erros dos passados e, ao usar as técnicas de avaliação dos homens para eliminar as armadilhas (só eu sei quantas vezes tive de ouvir "mas, Edu, ele é lindo" ou "ele é rico" etc.), finalmente encontrou um homem totalmente compatível e com planos em comum... Aí foi só marcar a data.

O amor nasce da simbiose. O homem demora, no mínimo, um mês para se apaixonar, para ver se aquela mulher que ele imaginou é realmente a que ele encontrou.

CAPÍTULO 5

TODO MUNDO QUER ENCONTRAR UMA PESSOA INTERESSANTE

Qualquer um pode perceber isso. É só prestar atenção às pessoas que o circundam. Em especial, as mulheres sempre notam. O curioso é que, durante os meus anos de pesquisa sobre esse assunto, as pessoas que me falavam dessa forma não eram ou não faziam nada para serem interessantes.

Ao constatar esse fato, passei a inverter a questão e perguntar: será que um homem interessante se interessaria por você? Você acredita que apenas se cuidar para ser uma mulher bonita, inteligente ou de boa família basta para estar à altura de acompanhar um homem interessante pela vida? Será que ele deveria se apaixonar por uma mulher que depende de um homem interessante para ser feliz? Com certeza, vai passar uma boa imagem, mas será que terá sustentação?

A resposta provável é NÃO. Pense nisso! É preciso acabar com essa mentalidade de que a outra pessoa vai ser obrigada a continuar com alguém, mesmo sem conteúdo. Hoje, há mais divórcios do que casamentos, isto é, quem não tiver competência não se estabelecerá. Relacionamentos de "empurra com a barriga" não se sustentarão! Portanto, se você deseja ter uma pessoa interessante ao seu lado, antes de tudo procure ser uma delas.

Todo mundo quer ser um felizardo, o beneficiado, mas todos sabem que **quem procura emprego não encontra, quem procura trabalho, sim**. Tem que ser a solução ou parte da solução dos problemas de alguém para que este a queira por perto!

INVESTIR NO HOMEM ERRADO

O pior erro da mulher é perder tempo com o homem errado. É uma merda, mas é o que tinha e assim vai ficando.

Meu grande desafio aqui no consultório é lidar com isso. Aprendi que mulher não esquece um brinquedo: ela tem que trocá-lo. Por isso, você que está lendo este livro enquanto pensa em um determinado homem, foque em si mesma para ser uma mulher melhor, pois assim os outros irão percebê-la, e você poderá se surpreender sendo desejada por muitos homens melhores do que ele.

VIBE PERDE-PERDE

Acredite no amor sempre e passe isso para o homem. Pela visão masculina, a mulher tem agido de forma inconsequente, provavelmente fruto de várias influências erradas, e acaba entrando na *vibe* do perde-perde, ou seja, *eu não vou dar nada para eles, pois eles não me dão nada, sendo que o certo é vou avaliar e dar tudo para esse homem, pois, por meio de minha avaliação criteriosa, ele mostrou que vai me dar tudo também*.

Várias decepções seguidas levam à *vibe* do perde-perde. Mas assim não se chega a lugar nenhum. O importante é avaliar e começar a mostrar o ganha-ganha para recuperar o relacionamento.

QUANDO A NOTA DE CORTE SOBE

Em geral, a mulher que não casou na década dos 20 anos costuma ter que passar por mais dificuldades para encontrar um parceiro, e não por conta da idade, mas porque os homens que estão disponíveis nesse momento passaram muito tempo experimentando uma grande variedade de mulheres (enquanto ela, provavelmente, só namorou um ou dois), a nota de corte deles fica absurda e qualquer coisa já pode ser um defeito. Em contrapartida, elas ficam mais maduras emocionalmente, pois se aprofundaram, enquanto eles ficam para trás, com mais medos e neuroses – ou que também dificulta o encontro com a mulher certa. Podem ficar tranquilas: se pesquisarem meu trabalho, verão que, com poucas variantes, qualquer mulher com boa vontade e paixão pode ser uma *top* ilimitada.

À mulher com mais de trinta anos que não namora ou não casou: não basta deixar rolar achando que vai cair do céu. Você precisa ser melhor e mais atenta ao seu jeito. Tem que conversar, ser compatível com o homem para casar.

CAPÍTULO 6
O QUE É E COMO SE TORNAR UMA PESSOA INTERESSANTE?

Muito bem, depois de entender que é dando que se recebe, vamos para a pergunta básica:

O que é e como se tornar uma pessoa interessante?
Simples:
Uma pessoa interessante é aquela que tem sempre algo a somar ou ensinar. A verdade é que, para ser uma pessoa interessante, é preciso apenas ser uma pessoa interessada.

Se analisarmos todas as pessoas interessantes que conhecemos, veremos que há uma coisa em comum entre elas: são atenciosas e interessadas em aprender e entender as coisas. Geralmente, são especialistas em algum assunto ou em suas profissões e, muitas vezes, consequentemente, acabam tendo boa situação financeira. Parte por capacidade própria, parte pela influência das amizades e dos amores conquistados no decorrer de sua vida.

Portanto, recomendo o cuidado de não se preocupar apenas em achar uma pessoa interessante. Invista um pouco em cada assunto e, principalmente, nos que mais a "fascinam", olha que palavra bonita e instigante.

Se encontrar um parceiro for atualmente o assunto mais importante para você, tudo bem: você pode até priorizar, mas se controle. Além de se tornar uma pessoa mais agradável e cativante, ser interessante aos olhos do outro também lhe dará credibilidade e capacidade de fazer com que a outra pessoa se sinta especial e escolhida quando tiver sua atenção, ela vai dar muito mais valor e ter mais cuidado em planejar os programas que fará com você.

Pude comprovar na vida e entre amigos a péssima impressão que nos causa mulheres seguem a filosofia de investir em seus interesses e objetivos separando-os por etapas, ou seja, primeiro concentrando-se em estudar, depois no trabalho e, em determinado momento da vida, decidindo escolher um companheiro, um homem, uma família.

No entanto, essas mulheres, muitas com enorme sucesso pessoal e profissional, foram mal informadas ou não calcularam direito, e no assunto relacionamento ficaram ultrapassadas. A meu ver, deveriam, na verdade, nunca ter negligenciado seu posicionamento e preparo.

Bem, se você se enquadra na descrição acima, não se desespere. Se está lendo este livro, já está no caminho certo! Procure restabelecer novos interesses em sua vida. Cursos, projetos, sei lá, mas, desta vez, inclua no seu tempo investir em conhecer, conquistar e manter uma pessoa feliz com você sempre, para ser mais interessante a cada dia, e capaz de sentir-se, e fazer sentir, especial.

Vale lembrar que o assunto que mais interessa a todos é falar sobre si mesmos. Portanto, só de se dar atenção e perguntar sobre a pessoa, já estará sendo interessante; em segundo, geralmente vêm os assuntos relacionados ao prazer sexual. Por isso, é bom você se interessar e ser interessante nesse aspecto também. Pergunte! **Melhor fazer muito "sexo oral" antes (sexo oral aqui é falar sobre!).**

ASTRAL E AUTOESTIMA

Otimismo e sonho são muito importantes. Livros, peças de teatro, palestras, cursos, *workshops*, cinema com filmes que levantem o astral. Revistas sobre entretenimento e cultura em geral, para sonhar, são boas. Evite, nesse período, desgraças e dramas.

Para não ficar completamente alienada, peça para aquela pessoa alto-astral que você conhece lhe passar as notícias que estão rolando. Na voz dessas pessoas, mesmo as maiores desgraças serão mais *light*.

Tudo isso pelo menos até estar bem amparada afetivamente. Funciona. Mas...

TENHA CONTEÚDO

Fique atenta, ao menos, às principais manchetes.

Além de todos os benefícios da sabedoria e informação, ficará claro que você é uma mulher atualizada.

Nós, homens, valorizamos muito isso. Entendemos que uma mulher que está antenada com as notícias não está focada apenas em homens, é bom para você e é bom para nós.

Lembre-se: nós, homens, batemos o olho na mulher e temos um *insight*, "casei", mas se, ao conversar, ela não tiver conteúdo, nada feito. Existe um ditado famoso "case-se com alguém com quem você queira conversar a vida toda", que é a mais pura verdade! As pessoas normalmente valorizam quem tem assunto e sabe dos últimos acontecimentos. Portanto, para o seu bem pessoal, profissional e, principalmente, amoroso, seja bem informada. Isso lhe dará notoriedade.

SEJA ABELHUDA

Procure ser uma pessoa interessante hoje e sempre. Quem se interessa pelos assuntos importantes aos outros é uma pessoa interessante.

Por isso, não há problema em ser abelhuda, desde que seja com a intenção de aprender e opinar construtivamente. Pois, para criticar, com certeza ele já deve ter muitas pessoas que o fazem muito bem.

Muitos sábios já disseram que o assunto do qual as pessoas mais gostam é falar de si mesmas. Logo, se você for uma pessoa interessada pelos outros, ele vai adorar tê-la ao lado para falar mais de si.

Essa é uma técnica que fará você ganhar a simpatia das pessoas e lhe trará mais facilidade para, em um processo natural, reconhecer quem será o homem da sua vida.

EVOLUIR SEMPRE

Pode ser que existam poucos homens procurando uma mulher como você, porém, existem muitos homens, neste exato momento, procurando a mulher que você é capaz de ser.

Liberte-se!

Pesquise e procure evoluir sempre, social, cultural e sexualmente. Nós, homens, podemos nos fazer de bobos, mas somos observadores e avaliamos tudo. Depois, pode cobrar! Cobre caro que ele paga, porque nós, homens, fomos criados assim.

Esse é o meu objetivo com minhas clientes e alunas do Curso Virtual, toda semana procuro forçar a evolução delas nos campos sexual, social e de negociação!

Você vai ficar surpresa consigo mesma e com os resultados depois de assimilar e pôr as minhas dicas em prática.

Eu percebi que depois de milhares de consultas, geralmente uma mulher não tem "o grande problema" que a atrapalha, mas sim uma sucessão de pequenos erros de atitude, baseados em falha nas informações. Este mês, uma cliente mudou completamente de comportamento pelo "simples" fato de que não conseguia chegar ao orgasmo. Ora, esse era um grande problema e ela não entendia! Ela é linda, mas perdia os namorados porque não tinha motivação para transar. Como ela não gozava, não tinha benefício em ter a relação, logo, não buscava sexo. E logo passava isso para o homem, que começava a brochar, pois nós, homens, *precisamos do tesão da mulher para termos tesão!*

Bom, exigi que ela tentasse até conseguir e aconselhei que iniciasse se masturbando, porque o desejo dela por si mesma estimularia o desejo do homem também. Ela disse finalmente ter conseguido e estava fazendo isso diariamente, e agora sentia desejo em fazer sexo com um homem. Não demorou um dia para ser notada pelo seu pretendente, e o cara já estava na dela… dando em cima. Agora, é só seguir o *script* de negociação e avaliar.

CAPÍTULO 7
SEDUÇÃO: OS HOMENS NÃO MENTEM

Uma informação muito importante que as mulheres demoram a acreditar quando eu falo é que: o **homem não pode mentir por muito tempo para a mulher** com relação às intenções iniciais dele. Isso mesmo: se um homem estiver mentindo, ele não consegue ter ereção, pois há um sensor de consciência! Agora, se a mulher não perguntar, aí não haverá mentira. Por isso, cabe à mulher dizer desde o início que quer um relacionamento sério, ver a posição dele diante disso e enchê-lo de perguntas para ver se são compatíveis. Assim, o bem-intencionado adora e fica, e o mal-intencionado odeia e some.

A sedução sempre foi (e continua sendo) a melhor parte de qualquer relacionamento. É uma fase em que tudo é perfeito, empolgante. Então, cuidado para não se esquecer de fazer a sua parte: avaliar com a cabeça!

Por isso mesmo, é preciso estar atenta à direção que o sedutor está levando você. Se é para sexo e amor ou para sexo e amizade.

PARA SEDUZIR, VALE TUDO

É por isso que enquanto essa fase está acontecendo, tudo é tão maravilhoso. Cada um está dando o melhor de si e ambos pretendem acreditar no que veem.

Os problemas começam a surgir por causa da má interpretação dos diferentes significados que as mesmas atitudes podem ter quando tomadas por homens ou mulheres. A realidade é que nenhum dos dois está se mostrando como é de verdade.

SEDUÇÃO: VIA DE MÃO DUPLA

Para o homem, a fase de sedução tem duas etapas: a primeira etapa acaba no beijo e a segunda, quando ele transa com a mulher, quando fazem sexo. Até então, ele procura satisfazer todos os caprichos dela, representa direitinho o seu papel e, se necessário, até veste a roupa de príncipe para chegar ao sexo, mas, como já disse, via de regra, não brinca com sentimento.

Já a mulher – eu percebo aqui em meu consultório – pensa que a sedução termina depois do beijo. A mulher tem que negociar, tem que mostrar o que quer. A partir desse acontecimento ela fica muito vulnerável, porque já se sente envolvida e, o que é pior, acredita que o homem esteja envolvido também.

Ao ser beijada por um homem, algumas mulheres se empolgam, entram em um processo de euforia. Ligam para as amigas, contam para todo mundo e acreditam que um beijo gostoso seja o sinal de que ele está investindo no relacionamento.

Cuidado: se ele não apresentar constância em vê-la, você provavelmente está na via errada! Quando é para sexo e amor, o homem gruda e não larga!

HOJE, QUALQUER UM PODE BEIJAR BEM

O que precisa ficar claro desde já é que, agindo assim, a mulher está cometendo dois erros ao mesmo tempo. Primeiro, ela tende a se iludir muito facilmente. Segundo, e em consequência disso, acaba fazendo com que o período de sedução, tão gostoso para os dois, termine muito rápido.

Na verdade, para o homem, beijar não significa nada. Até então, ele só está investindo na sedução. Lembre-se: se ele ainda não fez sexo com a mulher, ele provavelmente estará determinado a atingir esse objetivo.

A fase entre o beijo e a cama é aquela em que o homem está se esforçando ao máximo para convencer a mulher a fazer o que ele quer. Em outras palavras, é a fase da euforia feminina e do "cozimento" masculina.

Depois que o sexo acontece, o homem sabe que será definitivo para avaliá-la e agora ele vai ter decidido se vai "deixar mais claro" que era só sexo e amizade, dando uma sumida, ou se vai "dar condição" e começar a soltar o coração para a possibilidade de se apaixonar e mostrar a sua verdadeira cara e personalidade, pois quer que a mulher se apaixone pelo que é de verdade. E como veremos nos capítulos deste livro, a mulher também.

Bem beijadas, muitas mulheres já estão totalmente envolvidas. Em geral, está até apaixonada por um personagem que só estava representando bem o seu papel. Sempre que isso acontece, a mulher fica frustrada, muitas vezes acaba rebaixando-se e quase sempre se sente usada. É fatal para a autoestima.

O homem, ao contrário, cresce e se sente poderoso, pois não importa para qual lado a sedução vá: ele já ele atingiu um objetivo, o sexo.

Apesar de sempre saber antes do sexo, o homem só pensa em investir em um relacionamento e aceita negociar com uma mulher depois que fez sexo com ela, avaliou por completo o seu comportamento sexual e gostou. Porém, repito, não precisa transar com ele para entender suas intenções: *script* nele! Portanto, o progresso de uma relação só entra em andamento quando ambos estão satisfeitos em termos sexuais. Se não for assim, nem dá para pensar em nada mais profundo.

A PONTE DA SEDUÇÃO PARA O AMOR É O SEXO BOM

Acredito que a tendência para o futuro seja de que as mulheres entendam melhor o quanto é importante se esclarecer e estar consciente com relação ao jogo da sedução, no qual o sexo sempre foi o elemento primordial.

Quando isso acontecer, as coisas podem voltar a ser como antigamente. Os homens darão a devida importância ao comportamento social de uma mulher, pois estarão seguros de que a satisfação sexual está garantida.

Seremos obrigados a evoluir em termos de sensibilidade e responsabilidade e, então, poderemos nos tornar felizes prisioneiros da sabedoria e do poder de barganha da mulher.

Mas guarde bem minhas palavras: isso só vai acontecer porque o homem vai sentir-se pleno com a sua mulher, aquela que ele escolheu para estar ao seu lado. Ele não vai mais sentir a necessidade de cobiçar a mulher do vizinho.

Aos seus olhos, todas as mulheres serão iguais em termos de comportamento adequado para sua satisfação sexual. Veja só a extensão desse fato: a mulher voltará a reinar e será a grande condutora de todos os aspectos do relacionamento, principalmente sedução, sexo e amor.

TUDO COMO SEMPRE FOI...

Observando com atenção as regras de acasalamento ao longo da história, podemos notar que praticamente nada mudou depois de Adão e Eva.

A partir do momento que o homem pôde escolher sua mulher, ele sempre procurou algo que a atraísse para ele, o que variava de acordo com a época, os povos e as culturas: olhos, tornozelos, busto, pernas etc.

Enfim, após centenas ou milhares de anos, continuamos a procurar na mulher alguma qualidade que desperte a nossa fantasia e o nosso desejo. Por sua vez, a mulher aprendeu a usar a sutileza para atrair o homem com esse elemento de sedução.

Antigamente, para atingir o seu objetivo – o sexo –, o homem precisava oferecer um compromisso em troca: o casamento.

Porém, a vida moderna, nas grandes metrópoles do mundo todo, contempla a liberação sexual da mulher e as relações cada vez mais impessoais que acontecem em meio a milhões de pessoas apressadas e incógnitas.

HOJE EM DIA, NINGUÉM MAIS SE CONHECE

Hoje em dia, as pessoas não se conhecem mais e é isso que está dificultando tanto o início das relações. Acredito que pelo excesso de entretenimento: todos ficam mais de olho em seus celulares que nas pessoas que estão ao seu lado.

Aqui no consultório, em duas horas – o tempo da minha consulta diagnóstica –, graças às perguntas que eu faço, nasce uma grande intimidade e cumplicidade, e esse é o tempo que precisamos para conhecer muito bem uma pessoa, ou seja, as pessoas não estão dispostas a despender duas horas do dia, da vida, para se conhecer. E apesar de toda a modernidade que tentam ensinar para nós, homens, ainda precisamos disso para nos apaixonarmos.

RELAÇÕES IMPESSOAIS MUDARAM O PODER DE BARGANHA DA MULHER

Veja bem: entre milhares de possibilidades, um homem não tem qualquer referência de que uma mulher possa ser especial; ele não conhece nada sobre o seu passado e história de sua vida. Para conhecê-la, precisa ir para a cama; antigamente, não tinha variação sexual, e só o social era o suficiente para fazer uma escolha. Hoje, temos muito mais informação, os casais transam mais rápido.

Porém, a cabeça do homem de hoje não mudou em nada com relação a seus antepassados, e, na visão masculina, o poder de barganha da mulher ainda está no sexo. A solução para essa sinuca é que o homem não tem problema em esperar ser escolhido, desde que você demonstre o seu tesão por ele, impondo os seus limites. Na verdade, a situação passou a ser bastante cômoda, oferecendo a possibilidade de sexo à vontade, sem ter de necessariamente sustentar um relacionamento.

O comportamento continua o mesmo, mas a situação do homem melhorou muito no quesito sexo, porém piorou muito no quesito confiança!

E o que é pior para as mulheres: enquanto o homem se mantém nessa fase de testes, ninguém o julga, mas a mulher é julgada, infelizmente, pois o homem procura uma mulher seletiva. Ele pode manter cinco "cadastros" (você já conhece a definição) ao mesmo tempo e ficar em um *looping* longevo, cansativo, mas prazeroso sexualmente, de ter de avaliar várias parceiras.

Como os critérios envolvidos nesses testes baseiam-se antes de tudo no comportamento sexual, não é difícil perceber como está gostoso para os homens se manterem nessa situação. Você, mulher, precisa estar preparada e consciente de que isso pode estar acontecendo ou virá a acontecer com você. Conhecendo a realidade, será bem mais seguro!

Ao mesmo tempo, você precisa aprender a lidar com um conceito que vem da educação/criação dos homens, segundo o qual o casamento significa que eles continuarão sendo mimados e paparicados, assim como foram mimados a vida toda pela mãe.

APRENDA A VIRAR O JOGO E SEJA SELETIVA

Para vencer essa situação, você precisa melhorar o seu poder de barganha. Precisa chamar a atenção do homem certo, aquele que seja merecedor, o que realmente merece ser paparicado e mimado.

Compreenda bem a situação: a imagem da mulher diante do casamento, para os homens, é a de um pássaro que, para sair da gaiola, tem que convencer outro a entrar nela!

Para a mulher, o casamento deve ter o objetivo muito claro: quero ser feliz e fazer o homem da minha vida o mais feliz do mundo. Por isso, ele deve ser merecedor. Você deve encontrar o homem certo. Seja sincera com você mesma e com os outros.

Para isso, deve sair de casa com um *script* de perguntas que o definam como certo, ser a mais puta das putas, a mais amiga das amigas e a mais mãe das mães. E não mentir!

CAPÍTULO 8
SE VOCÊ QUER MESMO NAMORAR, ESCOLHA OS LUGARES QUE FREQUENTA

Se é namorar o que você quer, quando sair, prefira lugares onde a balada seja mais dançante e aconchegante, assim você facilita a vida dos tímidos e bons moços.

Bar de paquera é bacana, legal, ótimo para ir com o paquera, mas você deve tomar certos cuidados quando for sozinha, como certificar-se de que o local tenha atrativos culinários ou temáticos, ou seja, você foi lá por um motivo (como ver a banda), e não apenas para achar homem. Sente-se em posições de fácil acesso para que os rapazes possam se aproximar sem maiores alardes, isso vai fazer você se sentir mais confortável.

Sendo prático e didático, um bom lugar é aquele em que você se orgulharia de contar ao seu filho que foi onde conheceu o pai dele. Vá a lugares nos quais não se envergonhe de dizer que frequenta. E aproveite para frequentá-los mesmo.

Evite os bares de paquera, onde todo mundo fica em pé, só na azaração. Esses bares se parecem mais com um açougue que exibe os cortes do dia. Mas se for, mostre que está procurando mesmo! Assim terá o respeito do homem se, ao ser abordada, ele já tiver sido olhado por você! A hipocrisia de fazer de conta que não queria paquerar é muito, muito pior!

Mas se você não gosta de lugares dançantes, escolha choperias. São lugares descontraídos, aos quais as pessoas vão para beber, petiscar e bater papo.

Prefira aquelas que têm no cardápio um petisco, um sanduíche, um prato especial. Assim, na hora em que rolar aquele início de conversa do tipo "você vem sempre aqui?", sua resposta estará pronta. Sim, você vai sempre porque adora aquele petisco, porque o chope é servido no ponto que você gosta, mas já emende "e estou à procura de um felizardo", pra ver se ele se candidata! E mais: lugares como esses facilitam a vida do bom moço, que poderá lhe oferecer um drinque ou abordá-la sem parecer inconveniente.

Mas lembre-se, principalmente, que não existe lugar certo para achar sua cara-metade, e sim postura pessoal correta.

Não saia de casa para ir a lugares onde:

1. Você sente que têm o rabo preso com alguém.
2. Você acha que não são bem frequentados.
3. Você acha que não têm nada a ver com você.

Na dúvida se é o lugar ideal para você estar, perceba: se estiver se sentindo mal, é porque não deveria realmente estar ali.

Você deve seduzir e selecionar, conquistar é problema do homem. Mostre com sua postura corporal que você está disposta a um relacionamento sério, que está ali para namorar. Depois, saiba levar o homem a trilhar o seu caminho. Lembre-se: é você quem dá as cartas do jogo, é você quem manda.

Enfim, vá aonde você gosta. Seja de dia ou de noite, será sempre o melhor lugar para ser achada pelo seu homem. Isso porque na tríade "puta, mãe e amiga", ele achando você um tesão de mulher em um lugar onde ele adora ir, você já começa matando dois coelhos em uma cajadada só: a puta (acho você um tesão) e amiga (lugar que ele adora ir).

CAPÍTULO 9
O HOMEM É O QUE FAZ, NÃO É O QUE FALA

AVALIA-SE O HOMEM PELOS ATOS, E NÃO PELAS PALAVRAS QUE DIZ

Não dê tanta atenção às palavras dos homens, e sim aos seus atos. Não adianta ele dizer que a adora, que você é especial, que nunca conheceu uma garota como você etc. etc., e só aparecer quando ele quiser.

Eis aí o sintoma de relacionamento *cafa*-cadastro. Para não haver dúvida, de novo, olhe apenas o que o homem faz. É comum o homem magoar para ver se a garota realmente gosta dele. Calma, ele não está fazendo isso de forma consciente, é uma reação instintiva e irracional. É importante estar atenta. Ele magoa, fala bobagem, mas ele aparece, está presente e tem atitudes que mostram que gosta de você. E é isso o que importa. Lembrando que isso é feito apenas uma ou duas vezes, por volta do terceiro mês de namoro. Mais do que isso é cilada.

Lembro-me de um caso que vale a pena citar, só para exemplificar. Uma moça de 35 anos me procurou, querendo minha consultoria para se recolocar no mercado, já que o namorado, que havia conhecido há seis meses e com quem já estava praticamente morando – ela morava sozinha –, de repente, sem um motivo real e consistente, tinha brigado e terminado o relacionamento há três dias.

Expliquei-lhe que me parecia que ele estava fazendo um teste ridículo. Eu disse para que ela ficasse fora do radar por pelo menos uma semana, sem postar nas redes sociais, sem sair para lugares que ele fosse descobrir. Dito e feito: em dois dias ele voltou. Sem saber conversar sobre a sua insegurança, instintivamente tentou testar se ela sofreria por ele. Disse-lhe que deveria ficar em casa, chorando, mais uma semana pelo menos, e que, se saísse, fosse bem discreta e escondida, pois ele deveria estar querendo ver se ela estaria sofrendo por ele.

E foi exatamente o que aconteceu. Dois dias se passaram e ele voltou. O relacionamento se ergueu, firme e forte.

É assim que nós, homens, de forma instintiva, lidamos com nossa insegurança...

Fazer o quê?

Porque o único amor que o homem conhece é o amor de mãe, e quando ele briga com a mãe, ela se fecha e chora em algum canto e não sai para rir com as amigas.

VOCÊ SONHA EM SE CASAR?

É a pergunta mais difícil para as mulheres que se sentam na minha frente pela primeira vez. Para minha surpresa, o que antecede a ação é sempre o pensamento. Não é nada místico. O que acontece é o seguinte: se você nunca planejou o seu casamento, não tenha expectativas nisso e siga sua vida. Tudo bem não querer se casar. Mas você precisa ser coerente com você mesma: se diz que não quer casar, aja em direção a isso e vice-versa. Não adianta sonhar todos os dias com casamento, olhar vídeos, tutoriais e planejar a festa, depois dizer aos quatro cantos que nem pensa nisso. Só gerará frustração. Você pode demonstrar negligência, falta de preparo, ou até de compromisso.

Acredite! Minhas clientes respondem coisas do tipo: "nem penso mais nisso", "nunca pensei em me casar", mas quando eu dou essa explicação, aparece o casamento dos sonhos que estava lá guardadinho no cantinho do cérebro.

Por isso, não guarde o plano de se casar no cantinho da sua mente. Não deixe guardado esse sonho: pode planejar à vontade, desde que seja realmente um sonho. Porque nós, homens, vamos adorar saber que você tem tudo sob controle, tudo planejado, que sempre soube que iria aparecer o escolhido, não é superstição, e sim preparo. Afinal, você é uma mulher maravilhosa.

FAMÍLIA LIBERAL: CUIDADO

Este é um tema bem delicado e até mesmo um tanto difícil de abordar. Porém, é necessário falar sobre isso. Os tempos mudaram, todos nós sabemos e vivemos isso diariamente. Há, claro, o lado bom de tudo isso, que maravilha! Mas há também muita coisa ruim... Como, por exemplo, a falta de privacidade. Por quê?

Ora, a modernidade fez com que os pais ganhassem um pouco mais de confiança nos filhos, ou por um desejo de protegê-los da violência nas ruas, e passaram a permitir que seus filhos e filhas trouxessem os namorados e namoradas para dentro de casa.

Isso é bom? É ótimo. Mas também é ruim, pois há um choque de gerações.

Por isso, pelo menos para as minhas clientes, eu recomendo um pouco de hipocrisia, que não faz mal a ninguém nesse caso, e respeito à instituição da família e às tradições sem ferir realmente os desejos do casal. Então, em vez de dizer: "eu vou dormir com meu namorado e vocês vão ter que engolir", não custa nada fazer uma mentirinha branca, hipoteticamente, que você vai dormir na casa da sua amiga, para manter o respeito da família e não deixar de viver seu namoro nem o seu homem até estarem realmente morando juntos.

CAPÍTULO 10
SOBRE O ENTENDIMENTO

Não se preocupe tanto em entender os homens, mas se preocupe muito em entender as intenções de um homem com quem estiver querendo se envolver.

Não menos importante, certifique-se de que ele sempre está entendendo você. Porque, costumamos nos fazer de "desentendidos" para administrar as mulheres-cadastro, ou contatinhos. Entendeu?

Lembre-se: ele não vai mentir se você perguntar diretamente o que quer saber.

Procure deixar claro que está ali porque ele a merece, porque ele é o cara da sua vida, e que você vai fazer de tudo para vê-lo feliz. Mas lembre-se: antes de tudo, certifique-se de que ele é mesmo merecedor de tudo isso, de que você também está feliz e de que há reciprocidade. Siga o seu *script* e o seu coração.

Como sempre digo, nós, homens, precisamos nos sentir desejados e escolhidos, e por isso sempre ensino a olhar um homem de cima a baixo, pois, se você ficar se preocupando só em analisar o homem olhando nos olhos, fica mais difícil de passar seu desejo por ele. Entende?

CAPÍTULO 11
NÃO É BOM DIRECIONAR O TIRO PARA UM HOMEM SÓ: VOCÊ PERDE SEU PODER DE BARGANHA

A grande diferença entre homens e mulheres é que o homem sabe, mais ou menos, o que quer. E procura até encontrar.

A mulher, ao contrário, sempre procura fazer dar certo com os homens que aparecem em sua vida, o que acaba gerando uma negociação de forma totalmente errada.

Quando você vai fazer uma compra, é importante que o vendedor pense que está concorrendo com outros fornecedores. É assim que você acaba, mesmo sem pedir nada, ganhando uma série de benefícios, descontos, brindes etc.

No caso do homem, quando percebe que você está investindo totalmente nele, que ele é o objeto a ser comprado, acaba se supervalorizando, prejudicando, assim, a negociação, fazendo com que você já perca terreno.

É importante que a mulher invista no homem quando ele a interessar. Mas, se ele não demonstrar interesse, aí então é mais importante ainda que existam outros homens interessados. A concorrência sempre chama a atenção, provoca o desafio. E, assim, o homem-alvo começará a prestar mais atenção. Essa técnica sempre tende a ter sucesso.

Se a mulher disser ou pensar "eu quero este homem", fica difícil.

A dica é que uma mulher procure investir apenas na sutil sedução.

Se você quer um homem que declara ou demonstra não te querer (para namorar), a dica é não atacar, para que ele não saiba que você o deseja, e sim agir, de forma que ele passe a te desejar. Se nem com olhares e reboladas ele vier pra cima... esqueça e mude o *target*!

Não é machismo: é técnica, protocolo e sabedoria feminina.

Você não pode mirar em um e pegar ele para cristo, a estratégia mais inteligente é atrair o máximo de homens e, dentro dessa amostragem, analisar quem é o merecedor. Você pode no caminho gostar mais de um deles, mas não mire em um único, repito. O homem quer se sentir escolhido, esse é o merecedor.

Não quero dizer que você deve sair com vários homens e depois escolher. Quero dizer que você não deve mirar em um único. Basta olhar e iniciar um *script* de perguntas. Se ele tentar beijá-la, use o seu dedo para segurar a boca dele! Ficam tarados! E você simbolicamente não o beijou! O *"move* do dedo" ou *finger move*.

A estratégia é atrair vários homens e selecionar quem merece. Você pode até torcer para que seja um específico, mas pode ser que outro a surpreenda e seja o homem da sua vida. Eu entendo de homens, não de mulheres, mas trabalhando com vocês há vários anos, percebi que se apaixonam pelos ouvidos, e não pelos olhos, deixe esse homem escolhido também responder o seu *script* básico de negociação e você poderá se surpreender.

Repito: use o *finger move*, parando o beijo com o dedo para o homem sentir tesão e selecionar ao mesmo tempo. O homem que corresponder ao seu *script* básico de negociação e, portanto, for merecedor de você, corresponderá a essa negociação de sedução.

VIDEOGAME ACABA COM RELACIONAMENTO

A principal causa de separação hoje são *videogames*. Os viciados em *videogames*, internet ou em qualquer tipo de *hobby* específico podem ser difíceis de identificar e gerar muito atrito, pois eles exigem tempo.

Um viciado em droga mente para conseguir dinheiro; um viciado em *hobbies* mente para conseguir tempo. Muitas vezes, quando vou analisar um caso, vejo que o problema não era ela: era o cara arrumando briga para poder ficar em casa ou sair para jogar.

Veja bem: tudo tem um lado bom. Esse pode ser um bom momento de interação entre vocês. Busquem interesses em comum e se abram para fazer as coisas juntos. Não precisa ser um momento só dele sempre. Tudo bem cada um ter suas atividades individuais e *hobbies* para praticar sozinhos, mas é importante também aumentarem ao máximo o tempo juntos. Lembre-se: videogame não é coisa de homem apenas, assim como comprar roupas não é só coisa de mulher. Dividam suas atividades e, no fim, estarão mais próximos do que nunca. Para muitos casos de mulheres com problemas para casar, o cara pode ter controle sobre esse pequeno vício e conseguir␣conciliá-lo com a mulher.

DÁ PARA SABER, AFINAL, SE TRANSA TODO DIA MESMO?

Uma das maiores bombas-relógio do início das relações é justa- mente imaginar que entendeu a libido do outro. É comum encontrar aqui no meu escritório, uma cliente reclamando que, no tempo do namoro, via o namorado duas, três vezes por semana e sempre que se encontravam transavam, logo imaginou que transariam todo dia depois que fossem morar juntos. Contudo, apesar de estarem dormindo juntos todos os dias, continuam querendo fazer sexo apenas duas a três vezes por semana.

O grande estresse acontece porque uma coisa é você não ter a pessoa por perto e, portanto, não transar; a outra é dormir muitas vezes até nua e ser rejeitado ou rejeitada.

Para isso, o importante é ficar com o cara durante uns dez dias para medir a real frequência sexual dele, mas não precisa contar para ninguém. Além disso, não tem uma regra. A frequência precisa ser equalizada entre os dois. Uma vez na semana, todo dia ou três vezes na semana, não importa. O que importa é a satisfação do casal.

QUANDO O CARA JÁ TEM FILHOS

Até os filhos crescerem e virarem adultos, você vai ter que contar com o ônus de ter a ex-mulher ligando para ele às três da manhã.

Você pode ser parte da solução ou parte do problema: ganha sendo solução, colocando-se para ajudar, pois, assim, ganha o respeito da ex-mulher, o afeto da criança e o respeito e admiração do homem. Sempre lembrando que você deve fazer essa pergunta (se quer se envolver com um homem com filhos) desde o começo.

INTERESSADA OU BOAZINHA?

As mulheres bonitas não podem se fazer de desentendidas, como eu brinco com as minhas pupilas "a boazuda sempre é brava", porque ela sabe se defender e não dá espaço para homens que não são merece- dores. Já percebeu que as suas amigas bravas, em geral, casaram e estão felizes? Ficar sendo muito boazinha pode levar a sensação de que você é facilmente seduzida, não tem consciência do seu valor. Toda vez que um homem estiver abordando você é porque ele acha você atraente, então não tenha medo de ter uma postura seletiva.

A grande verdade é que quando uma mulher leva uma cantada já demonstra uma grande tendência de má comunicação, e isso pode dar a entender que ela não quer nada e o homem que dá cantada também não está querendo nada sério.

Qualquer abordagem do homem sempre tem segundas intenções. Parta desse princípio e se posicione, sendo seletiva.

CAPÍTULO 12
A PRIMEIRA VEZ: QUANDO?

Vamos retomar mais uma vez algo que já vimos antes. O homem só respeita uma mulher quando percebe que ela é bastante segura em relação às próprias atitudes. Principalmente no que se refere ao sexo.

A certeza do que você quer fazer de fato deve transparecer de modo claro aos olhos daquele que você pretende conquistar. Procure lembrar-se: tenho certeza de que o namorado que mais a respeitou foi aquele que você tomou a decisão antes de transar. Ele não tinha nenhuma dúvida de que tinha sido escolhido.

Todo homem sabe que não é o mais "gostoso" do mundo, mas cada um de nós tem necessidade de sentir-se assim. O homem precisa acreditar nisso.

É por essa razão que ele espera que a mulher que ele deseja na sua cama tenha consciência do seu próprio limite sexual, que ela saiba o que está fazendo, ou vai fazer com ele.

Nós, homens, só queremos nos sentir o melhor, o escolhido!

O segredo do tempo está nas mãos da mulher. Você vai usar o tempo que achar necessário para se decidir.

O mais importante é mostrar ao homem que você pensou a respeito, avaliou sua atração e confiança nele e tomou a sua própria decisão: o escolheu. Para alguns homens, pode até ser no mesmo dia, não é o tempo que importa, mas a qualidade das informações que ela tem dele para avaliar. Por isso, recomendo no mínimo 3 dias de muitas perguntas.

Existe ainda uma coisa que é muito importante com relação ao momento em que a mulher deve tomar essa decisão.

Guarde bem esta dica: sei que você nunca fez isso, mas deve conhecer alguma mulher que já fez... não adianta fazer teatro na hora de decidir sobre fazer sexo ou não. Se ao chegar até aqui ainda não o fez, exclua do seu arsenal de conquista aquela frase ridícula: "Tá bom, nós vamos para o motel, mas é só para conversar".

CAPÍTULO 13
A MELHOR HORA PARA ROLAR A PRIMEIRA TRANSA QUENTE COM SACANAGEM E PALAVRÕES É...

Para nós, homens, na maioria das vezes, a qualquer hora. Para as mulheres, é melhor deixar para depois de conseguir o que desejam de um homem. Ou, no máximo, quando já têm quase certeza de que conseguirão.

Portanto, sabendo que nós pensamos assim, só faça o "show" após o ingresso estar pago.

Se vacilar, pode dar uma pequena instigada, dizendo (sussurrando, de forma *sexy*) que ele vai ter se merecer.

Uma boa dica que tem funcionado com minhas "pupilas" alunas do curso é, quando os amassos iniciais ficarem quentes, diga no ouvido dele com voz *sexy*: "o que você quer fazer comigo?". Aí é só avaliar se gosta! Sacou?

Do meu ponto de vista, acredito que as mulheres não têm mais nenhuma dificuldade para atrair um homem, apenas em negociar uma relação iniciante. Elas se atrapalham nesse momento. Claro que o sexo tem que rolar, mas deveria acontecer somente depois de receberem o que acreditam merecer. Ou seja, a ordem seria essa:

Certificar de que ele, assim como você, quer um relacionamento além de só sexo e diversão.

CAPÍTULO 14
PERGUNTE A UM HOMEM SE ELE ESTÁ PRONTO PARA SE RELACIONAR, OU QUANDO VAI FICAR

Nós, homens, temos basicamente duas situações: pronto ou não pronto para nos entregarmos a uma paixão. Antes de tudo, verifique que tipo ele é, e depois:

Para o pronto: veja se ele a escolheu.

Para o não pronto: calcule quando ele ficará. Se for demorar muito, é melhor que refaça seus planos em relação a ele.

Ou seja: é melhor trocar o namoro pela amizade.

CAPÍTULO 15
UMA GRANDE MULHER É UM SER QUE COMPLEMENTA

Uma grande mulher é aquela que faz um homem querer ser e se sentir mais homem ao lado dela, e não aquela que quer ser mais homem que ele. Enaltecer a qualidade do outro, e não competir com ele. Negocie com suas qualidades que dá certo! **Nós, homens, não procuramos concorrentes, e sim combustível e complemento. E acredito que para as mulheres seja a mesma coisa.**

Sei que pode ser difícil para algumas mulheres, mas, na verdade, o amor que o homem procura é um amor quase que materno. Não estou falando em concorrência com a mãe. Estou me referindo ao que a figura materna oferece: proteção, suporte. Um relacionamento pode ser símbolo de proteção e suporte, um lugar seguro para os dois, onde podem demonstrar e falar sobre suas fraquezas, preocupações e motivações. Não um campo de batalha. Este lado que é muito importante o homem encontrar na mulher de sua vida. Tenho dito sempre: **a puta, a mãe, a amiga.**

É precisamente essa a ordem que o homem usa para buscar sua mulher ideal. E se você é uma mulher bem-sucedida, lembre-se sempre de que ele não está procurando uma mulher bem-sucedida, mas uma mulher que saiba, acima de tudo, diferenciar o momento em que pode e deve mostrar o quanto precisa dele, para que se sinta mais homem.

Nessa hora, ele retribuirá, fazendo-a se sentir bem. Portanto, enfatize ao seu parceiro as qualidades que o complementarão e vice-versa. Com certeza, ele irá querer você ao seu lado.

CAPÍTULO 16
LEOA NÃO TEM MEDO DE GATINHA

Como já disse e repito, um homem não procura uma mulher novinha: ele procura uma mulher com tesão. Na fase de captura da fêmea, os homens estão totalmente suscetíveis aos hormônios. Por isso, uma vez atraídos, em um primeiro momento, deixamos de lado qualquer preocupação com a conduta social de uma mulher.

Assim, quero dizer que um homem só percebe que não vai rolar a continuidade de uma possível relação mais adiante, por isso cabe sempre a você, mulher, avaliar se vai dar merda antes de ir liberando o beijo, o sexo e, principalmente, o coração! A maior interessada na sua felicidade é você, não deixe nas mãos de um cara que acabou de conhecer.

Nós, homens, até que somos bem otimistas, acreditamos que se a mulher nos agrada sexualmente, o social pode ser resolvido pelo estímulo ao instinto materno que toda mulher possui. Ou seja, ela vai ser legal...

Bom, do nosso ponto de vista, a mulher mais madura, a leoa, não precisa preocupar-se com as gatinhas. Desde que ela brigue com suas armas, que são a personalidade sexual mais madura e, principalmente, a bagagem emocional, que dá o equilíbrio para nós, homens, e a sabedoria em lidar com os vários eventos do dia a dia.

Hoje já não há mais espaço para as inseguras e despreparadas. No mundo, para uma rir, outras terão de chorar, pelo menos naquela hora de perder o homem desejado para outra mulher!

Como você pode se tornar uma leoa?

A resposta não muda, pois ela é uma só: o segredo está em se soltar, livrar-se dos preconceitos e das inseguranças, assumindo que está com tesão e sempre se mantendo atualizada sobre o que outras mulheres fazem na cama. Para isso, você pode (e deve) recorrer a sites de conteúdo erótico e ao próprio questionário em meu site: eduardonunes.com.br.

A LEOA ASSUME A SUA SEXUALIDADE, ELA É INDEPENDENTE

Meu conselho é a mulher se masturbar, trabalhar seu amor-próprio e se mostrar sempre de bem consigo mesma, e assim vai ficar cada vez mais independente. Daí para frente, tudo acontecerá de forma natural.

A partir do momento em que a mulher descobre a masturbação, ela não tem mais necessidade de um homem para se satisfazer sexualmente. E quanto mais ela se masturba, mais reafirma sua independência em relação a ele.

Sobre os PAs (os ditos "paus-amigos"), devem ser vistos com cuidado, pois em anos de consultório, 90% das mulheres se apaixonam por eles, ou se magoam, pois, no fundo, no fundo, esperavam surgir algum sentimento neles, e ao ver que não acontece, ficam mal... isso detona o amor-próprio e as deixam inseguras...

A única forma de a mulher usar um homem é sexualmente, sem

dar o número de telefone ou outro contato, ou se você for realmente moderna. Cuidado!

O grande mistério do qual as mulheres devem conscientizar-se é que ser independente sexualmente as torna mais estimulantes para o homem. Desde que ela use isso para mostrar que possui personalidade sexual e que não vai com fome ao mercado e compra porcaria, ela vai passar tesão e segurança para avaliá-lo.

Quanto mais tesão a mulher tiver, mais o homem vai querer que ela o deseje.

Ele vai sonhar em ser o alvo do tesão e, se for o escolhido, vai sentir-se mais poderoso que o Tarzan, o rei das selvas. Para o merecedor, este é o melhor prêmio.

Acredito que muitas mulheres casadas sejam leitoras deste livro, até porque são espertas! Só quero ratificar que isso também se aplica a vocês, que já escolheram seus companheiros.

Saibam que o homem, no fundo, espera que a mulher com quem ele vive represente uma eterna reconquista. Ou você achava que após a cerimônia de casamento tudo já estivesse resolvido e sacramentado?

Desculpe, mas até agora você estava mal-informada. A verdade é que a mulher precisa manter o instinto reprodutor do seu homem ativo e direcionado para ela. Sempre! Até mesmo se ele for vasectomizado!

Firmar um compromisso é um gesto que não oferece garantia nenhuma de satisfação sexual. **E fidelidade se conquista a cada dia, não se exige!**

PINTO-DEPENDÊNCIA: CUIDADO

Já citei isso em outros livros, mas acho importantíssimo frisar aqui: a mulher que não se masturba só consegue orgasmos se tiver um homem. Por isso, de x em x meses ela não vai aguentar e vai abrir a guarda, deixando algum babaca passar e perderá tempo com os homens errados. Mas o pior não é o tempo, e sim o trauma de se sentir usada ou simplesmente frustrada pela não evolução da relação ou até mesmo por ter experiências sexuais mal-sucedidas.. Quem vai conforme o mercado, sempre compra porcaria.

SEJA VOCÊ MESMA POR VOCÊ

Procure criar uma janela de você mesma no meio do dia ou, no mínimo, na semana, para que possa mostrar quem você realmente é com suas roupas e sua atitude. Existe um grande problema para as mulheres: durante o dia, mostram-se com uniformes, pois são médicas, policiais, executivas, ou seja, ficam sem identificação.

Nós, homens, nos baseamos muito pela roupa, pela cor de esmalte, pelo tamanho da calcinha, salto alto etc., mas, no geral, é difícil identificar de que tipo é essa mulher e, consequentemente, esta atrairá mais homens errados em relação à sua personalidade por uma questão de estilo. Por isso, procure bater o cartão e vestir sua real personalidade para conseguir ser achada pelo seu homem.

CAPÍTULO 17
NOVOS TEMPOS

Antigamente, para que um homem confiasse em uma mulher, ela tinha de ser virgem. Hoje, para podermos confiar, ela precisa conhecer bem de sexo e atingir o orgasmo, mostrando que já sabe muito bem o que quer.

Com o primeiro homem, ela não teve escolha, não tinha nenhum parâmetro. O segundo foi diferente, mas deve ter sido melhor. Daí por diante ela já não tem mais curiosidade, é só uma questão de ajuste.

Para nós, homens de verdade, a crença nos padrões antigos mudou. Hoje o ditado é outro, e foram as mulheres que nos ensinaram:

Mais importante não é ser o primeiro, mas sim o último.

Saiba: queremos acreditar nisso!

NÃO SEJA AMIGA DE UM HOMEM COM QUEM JÁ TRANSOU

Não seja amiga de um homem que já dormiu com você, principalmente nas redes sociais. Antes que me chamem de machista (afinal, sou casal-ista), estou apenas repassando uma informação importante. Claro que existem exceções, mas um homem não pode ser amigo de uma mulher com quem ele já transou, pois, via de regra, o seu namorado atual não quer conviver com quem já foi para a cama com você. Principalmente se você nem quer declarar que já foi para a cama com o cara, se foi apenas um casinho sem significado e você, se pudesse, negaria que fez isso até a morte. Desfaça amizades com quem transou com você.

O CORPO FALA

Cerca de 90% da comunicação não são palavras, mas sim expressão facial, corporal e tom de voz. Nós, homens, avaliamos uma mulher e percebemos suas mudanças de atitude quando está procurando homens. Essas mudanças vêm sempre acompanhadas de uma mudança corporal muito forte, incluindo olhar e pensamento *sexy*.

Nós, homens, e também muitas mulheres, somos sensíveis a isso, notamos essa mudança de atitude. Por isso, é muito importante que assim que alguém comentar alguma coisa do tipo "você está bonita, está diferente, se arrumando", o mais importante é dizer que você está procurando o seu pretendente, um homem que a mereça, pois a primeira coisa que todos pensam quando a mulher muda de atitude é que ela está com alguém, e se ela diz que não está namorando, vão pensar que ela está com algum homem errado, do tipo "tem alguém comendo, mas não deve ser coisa boa, ou é comprometido ou não está dando o devido valor a ela". Por isso, deixe claro que está solteira e pretende achar seu merecedor.

Logo, não fique apenas nas conversas por texto, por mensagem, porque o escrito não esboça sua comunicação e o seu tom de voz diz tudo na hora da conquista.

O HOMEM SEMPRE PEDE PERMISSÃO PARA FALAR COM VOCÊ

Nós, homens, sempre pedimos permissão para cortejar uma mulher, ou seja, nunca vamos cantando direto ou dando em cima direto, porque é muito arriscado, uma vez que muitas dão abertura para isso apenas para fazer ciúme ao namorado que a está negligenciando.

Por isso, sempre perguntamos alguma coisa antes de efetivamente dar em cima, algo do tipo "Você está sozinha? Posso te pagar uma bebida? Você vem sempre aqui?"; se a mulher dá prosseguimento à conversa, fica subentendido que ela está sozinha e que ele tem carta branca para dar em cima.

Assim, nunca perca a chance – você, mulher – de dizer, nesta hora, que está lá arrumada e bonita acreditando e procurando um homem tanto quanto ele procura uma mulher. Agora, lembrando que o homem que você procura será sabatinado para ver se ele merece a mulher que você é.

POSTAR O QUE VAI FAZER NAS REDES SOCIAIS

Percebo que é um grande erro usar o Facebook ou outras redes sociais para mostrar o que você fez, sendo que o mais inteligente é postar o que você vai fazer. Assim, os homens que estão interessados em você vão atrás, sem contar que mostra o quão legal seria a vida se ele estivesse ao seu lado, mostrando sua agenda social antecipadamente – facilita, inclusive, fazer novas amigas, o que é uma das maiores reclamações que tenho das minhas clientes. Afinal de contas, se você não comprar o bilhete, não vai ganhar na loteria.

Em outras palavras, você precisa tirar a cabeça para fora de casa. Muitas mulheres reclamam que não têm amigas ou que as amigas não gostam das mesmas coisas que elas, por isso, recomendo que poste antecipadamente festas a que pretende ir, shows, eventos que você gostaria de fazer, para que aquelas que se identificam com você possam falar "vamos juntas?".

A FÓRMULA DO AMOR, DE EDUARDO NUNES

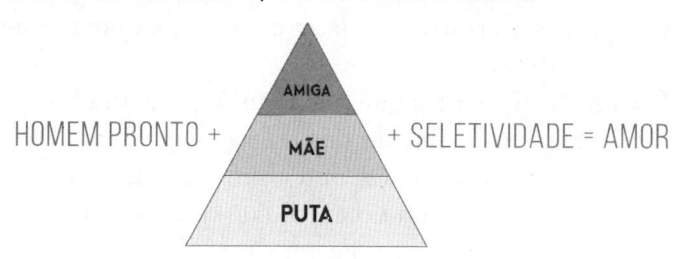

HOMEM PRONTO + [AMIGA / MÃE / PUTA] + SELETIVIDADE = AMOR

Homem pronto – economicamente estável e com saúde (saúde dele e de familiares próximos).

Seletividade – o homem precisa se sentir escolhido. Para isso, basta utilizar um bom *script* de negociação, de modo que ele se sinta devidamente avaliado e apto para ser o que você espera.

Puta – apesar de parecer pesado, não tem outra palavra na língua portuguesa. A puta cobra é o comportamento sexual, trata-se do tesão, da atração, do desejo que a mulher passa ao homem. Ela é eficiente nisso, nessa disponibilidade em passar o desejo. A mulher atual sabe gozar, é boa nisso, tem domínio sobre o seu orgasmo. Assistir a filmes pornôs, trocar informações com as amigas, ter conteúdo para entregar ao homem, sempre cobrando. A mulher puta está sempre disponível e com desejo para o seu homem. Sabe mandar no sexo, tem sua própria personalidade sexual!

Mãe – é aquela que cuida dos valores, confiança e caráter. O homem morre de medo de se apaixonar pela mulher errada, que não corresponda a seus desejos sexuais, que o faça brochar, por isso ela deve ser puta. E, depois, morre de medo que a sua mulher traia os seus conceitos, valores – ela deve saber dividir com ele os afazeres familiares, dos filhos, do meio social; enfim – e ele vai retribuir isso, vai ser merecedor desse cuidado. Isso é ser mãe. É ser tradição, que vai desde costumes, valores, rotina, ou seja, os elementos para formar um casal e uma família. E, ao mesmo tempo, é colocar o sobrenome do marido ao se casar, pois isso é um modo de demonstrar que ele é parte de você, que merece cuidar de você.

Amiga – é ter cumplicidade, diversão e entretenimento, passeios e tudo mais. Troquem experiências, façam coisas juntos, sejam parte do *hobby* do outro. A mulher naturalmente controla a diversão do casal. Valores e diversão são as mesmas coisas. A mulher que determina aonde o casal vai, os passeios, as reservas.

Por que o homem procura uma mulher nessa ordem, com essas características? Porque nós temos três medos:

1. Brochar – comportamento sexual que bate com o seu homem – **puta**.
2. Ser traído – valores – **mãe**.
3. Morrer de tédio – diversão – **amiga**.

Para se livrar desses medos, o homem deve se sentir escolhido e estar pronto. Assim, será relacionamento na certa.
Para dar certo então:

1. Homem tem que ter tesão: **puta**;
2. O homem tem que ver os valores e costumes compatíveis com os da mulher: **mãe**;
3. O homem tem que se divertir e gostar das mesmas coisas que a mulher: **amiga**.

Aí, é para sempre! Se ele bater o olho em você, imaginar que você tem todas essas características e, em seguida, conseguir encontrá-las, é garantido que ele se apaixona, casa e faz de você a mulher mais feliz do mundo.

CAPÍTULO 18
O GRANDE ERRO DAS MULHERES

Além de perder tempo com o homem errado, o grande erro das mulheres está em pensar de modo invertido, isto é, as mulheres invertem a pirâmide da puta, mãe e amiga.

Vai dizer que nunca passou pela sua cabeça – antes de ler este livro – que para conquistar um homem, você devia:
1. se divertir, curtir a vida e trocar confidências, ser amiga;
2. falar sobre valores, crenças, tradições, ser família, ser a mãe;
3. despertar tesão, sexo, orgasmo, ser puta.

Sim. Não é mesmo?

Pois, nós, como você já viu, pensamos, ou melhor, procuramos exatamente o contrário. Nós, primeiro, procuramos o sexo, o tesão, depois os valores e depois a diversão. Queremos uma mulher que seja puta, mãe e amiga (lembre-se dos parâmetros mencionados anteriormente).

Para que a sua história mude, é preciso que você inverta a ordem da pirâmide e passe a pensar como nós. Seja a puta, a mãe e a amiga e será a última vez que você sairá para encontrar o homem da sua vida. Portanto, prepare-se e pare de errar!

CAPÍTULO 19
DICAS E CONSELHOS ÚTEIS

EFEITO VISUAL

Pensar na roupa que vai usar para sair é um aspecto que sempre preocupa a mulher, mas existem outros detalhes importantes.

Por exemplo, nem toda mulher tem aquele corpinho de manequim. Aliás, a maioria está longe disso. Entretanto, para nós, homens, este não é um problema tão grave quanto a maioria das mulheres poderia pensar.

Além disso, o que atrapalha muito é que, ao se comparar com o modelo de beleza proposto pelas revistas femininas, a mulher quase sempre acaba se esquecendo de valorizar seus próprios dotes físicos.

Saiba que nós, homens, não vemos as mulheres com os mesmos olhos, principalmente como vocês mulheres se veem! Evite ficar presa aos padrões preestabelecidos.

Em poucas palavras, olhe bem para si mesma no espelho, descubra o que mais gosta no seu corpo, assuma e valorize da forma que achar melhor.

VALORIZE O SEU PONTO FORTE QUE O RESTO SE FORTALECE

A mulher não pode perder o tesão nela mesma, porque, se isso acontecer, o homem também perde o tesão.

Após uma inspeção cuidadosa e sincera, se encontrar algo que não lhe agrada, não precisa ficar insegura. Seja inteligente e use um efeito visual criativo para disfarçar, para seu próprio benefício, para que você não fique com o comportamento sexual retraído, porque o homem percebe, e isso sim é um problema, não o defeito que você encontrou.

Por exemplo, se você tem uma barriguinha saliente, experimente manter a blusa ou vestido na cintura durante a transa, sua antiga frustração poderá acabar tornando-se um fetiche poderoso. Valorize e aceite-se como você é. Claro que é bom se cuidar, mas não se prenda aos padrões de beleza. Eles são cruéis e irreais, faça o melhor para ser linda do seu jeito, porque no padrão todo mundo fica igual (já começou a virar piada até).

Outra coisa: prefira sempre posições que valorizem o seu melhor ângulo. Para descobrir quais são elas e testá-las, mais uma vez, observe-se no espelho.

Nós homens, avaliamos não a beleza, e sim a personalidade sexual, e isso acontece em boa parte pelas roupas e expressões. Para o homem que gosta de uma mulher moderna, mais vale a marca de uma calcinha fio dental (sexualmente moderna) numa calça careta do que uma calça toda moderna que dá para perceber uma calcinha imensa (sexualmente tradicional). A mulher tem que assumir a sexualidade de acordo com a roupa, tem que vestir o que quer seguindo o comportamento sexual condizente com a roupa.

Colocar mais elementos de roupa: 30% equivalem à roupa, os outros 70% são tesão.

Segundo nós, homens, a parte do corpo das mulheres que mais nos dá tesão e atrai é o rosto, e não o corpo! E não falo da beleza, mas sim da expressão facial!

A mulher não tem que ter vergonha do seu próprio corpo. O homem que gosta do seu tipo de corpo, vai gostar de você sempre, em qualquer situação. O que você tem que se atentar é ser sincera consigo mesma, ou seja, se é mais para moderna, mantenha esse estilo independentemente de seu peso na balança; se é mais careta, seja careta sempre. O homem não gosta de surpresa, de ser enganado e, nesse caso, uma roupa pode enganar e muito.

VOLTA À ADOLESCÊNCIA

O interesse pelo autoconhecimento sexual das mulheres está muito atrasado com relação ao dos homens. Por isso mesmo, é muito importante dedicar-se a ele.

A grande verdade é que a maioria das mulheres nunca se preocupou com isso. Até porque ninguém as mandou se preocupar! Perfeitamente compreensível. Ora, que pai ou mãe fala para a filha "olha, você vai ter de ser uma boa mulher na cama, tem de fazer isso ou aquilo..."? Bem ao contrário de nós, homens, que começamos a nos dedicar ao conhecimento prático do sexo já na puberdade, pela observação uns dos outros e pela troca de informações. Hoje então, com a internet, temos acesso a tudo!

Essa fase de descobertas, com certeza, seria muito esclarecedora e gratificante também para as mulheres. Porém, é preciso lembrar que o mais importante nessa experiência é o companheirismo e que uma jamais deve intimidar a outra. Tudo precisa ser muito natural.

É assim que os homens aprendem sobre a parte prática do sexo e se dedicam ao autoconhecimento.

Sempre é tempo para experimentar. Pode usar os sites de sexo e pesquisar à vontade na segurança e no anonimato do seu quarto! Leia livros, ouça podcasts, não tenha medo de explorar o tema.

O que não pode é dormir de touca e achar que não fará diferença, que seu namorado vai ensiná-la: se você tiver menos de 21 anos, a chance de ter uma primeira vez frustrante é muito grande!

CAPÍTULO 20
SEXO SEM TABU

ENGOLIR OU CUSPIR?

Há muitos homens que apreciam a prática de a mulher engolir o seu esperma. Por isso, não poderia deixar de mencionar esse assunto. Para nós, esse é um fator de muito peso na definição do comportamento sexual de uma mulher.

Nessa situação, caso você queira, é claro, não há por que ter nojo. Esta é apenas mais uma entre tantas maneiras de manifestar o tesão, de realizar uma fantasia. Assim como em qualquer prática sexual, se você não curtir e forçar a barra só para agradar o outro o clima vai ficar esquisito e o efeito será inverso.

Uma dica de mulheres mais experientes: logo que você sentir a primeira golfada, leve o líquido para o fundo da sua garganta. Dessa forma, dizem, não se sente gosto, nem haverá nenhuma sensação desagradável.

Cabe citar que essa prática pode ser muito útil para salvar uma transa que acabaria de forma ruim, por exemplo, o quando a mulher pede para parar por algum motivo, como cansaço ou desconforto depois de gozar, ou mesmo quando quer fazer sexo oral em situações, digamos, inusitadas, tipo em viagens, nas quais não dá para cuspir.

Atenção: Com relação a esse assunto, os homens dividem-se em dois grupos: os que apreciam e os que não aceitam a prática. Portanto, mais uma vez afirmo, **pense antes!** Só faça isso, primeiro, se você quiser e, segundo, se ele aprovar. As pessoas fazem sexo para matar o tesão, e não para bater meta.

HIGIENE E METABOLISMO

É óbvio que cuidar-se bem e manter bons hábitos de higiene é essencial. Além disso, lembre-se de que os homens, em geral, pouco ou nada sabem sobre o metabolismo feminino. Ou seja, não espere que ele entenda, explique!

Por essa razão, se você não estiver confortável, é melhor evitar que o primeiro contato íntimo aconteça nos dias que antecedem ou seguem-se à menstruação, e muitas mulheres também podem apresentar diferença no odor na ovulação. Nesses períodos, quase sempre costuma haver um odor mais forte e, às vezes, até mesmo mau cheiro, você pode se sentir inchada e sensível nos seios. Basta explicar ao homem que ele vai entender e cabe a vocês decidirem se é adequado ou não ter relações neste período. E se ele não entender, é porque não é merecedor.

Esse conselho também vale para o caso de estar ocorrendo algum problema ginecológico que provoque corrimento ou cheiro forte.

É importante que a mulher faça um autoteste sempre que for ter qualquer contato com homens, pois esse problema é muito mais comum do que se imagina!

TESTE DO DEDINHO

Até eu me sinto desconfortável de ensinar isso, mas, como disse, escrevi este livro para que uma filha minha soubesse o que precisa saber antes de se envolver com os homens, e ao ver que todo homem fazia isso, não poderia deixar de prepará-las!
A primeira vez que um casal vai transar deve ser muito especial. Por isso é preciso estar atenta ao funcionamento do seu corpo. Por exemplo, nem seria preciso dizer que sair pela primeira vez nos dias em que estiver menstruada é fria na certa.

Depois de se inteirar da dica anterior, se você fizer as contas direitinho, vai perceber que, a cada mês, uma mulher tem cerca de 20 dias desfavoráveis para sair pela primeira vez com alguém. Mas, como a grande maioria dos homens não sabe disso – e nós estamos sempre preocupados em ter um sexo prazeroso e agradável –, o que costumamos fazer é o chamado "teste do dedinho". Todo homem faz isso, a maioria nem sabe conscientemente que faz, só faz instintivamente.

Colocamos o dedo na vagina da mulher como quem vai masturbá-la, porém, disfarçadamente, em um abracinho rápido cheiramos o dedo. Todo homem faz isso. E mais: saiba que se você for reprovada nesse teste, dificilmente terá outra chance com esse homem.

Portanto, faça o autoteste para evitar um climão na hora H quando vocês ainda não têm intimidade para rir sobre isso. Toque a si mesma, coloque o dedo na própria vagina e veja se está tudo bem, cheirando normal (cada uma sabe o cheiro que tem e quando não está normal). Você não deve ter vergonha nem medo de tocar a si mesma, esse não pode ser um papel só do seu parceiro. Seja íntima de você, o comportamento sexual melhora muito! Se notar qualquer alteração, deixe o programa para outro dia ou explique a ele o que se passa antes que ele a toque.

É informação!

Não tenha vergonha de fazer o "teste do dedinho". Reação a sabonete, tecido da calcinha, ovulação, pré e pós-menstruação, podem ser causadores do cheiro desagradável da vagina. Isso pode acontecer com qualquer uma, é normal. Mas certificar-se do seu cheiro pode ser um trunfo, é uma questão de informação, de cuidado, que só atuará a seu favor.

Por isso repito: é importante avisar para que o homem saiba o que está acontecendo e compreenda. Ou, se preferir, simplesmente remarque o programa para outro dia, sem entrar em muitos detalhes, mas sem exagerar na mentira.

"PUM" PELA VAGINA

Reforçando a afirmação de que o homem não conhece o funcionamento do corpo da mulher, há ainda outro ponto a ser abordado. Às vezes, durante a relação sexual, certa quantidade de ar pode ficar acumulada na vagina e/ou no útero, isso depende da posição, da movimentação, de uma série de fatores. A saída desse ar que foi retido quase sempre acontece alguns momentos depois, com certa pressão.

Um homem que desconheça esse fato fisiológico (quase todos no início de carreira) pode achar que a mulher soltou um pum na cara dele. Com certeza, esse homem vai ficar indignado e a julgará uma mulher suja e mal-educada.

Caso isso ocorra com você, explique o que acontece, você estará contribuindo para reduzir a ignorância masculina com relação ao corpo da mulher. Não tenha medo de falar sobre sexo ou sobre o seu corpo, afinal, se você quer um relacionamento por muitos anos, precisa ser com alguém com quem se sente confortável de abrir o jogo.

Não tenha vergonha ou medo. Isso acontece com toda mulher, é natural, é fisiológico. Você não tem culpa. Não se sinta mal. O homem deve compreendê-la, deve entender. E se não entender, ele é um imbecil e não merece estar com você. O que não dá é para deixar o elefante no meio da sala (da cama, no caso) sem comentar nada, cada um criando uma história dentro da cabeça. Informar, falar abertamente, só vai ajudar a fazer com que esse fato seja divulgado e deixe de ser um tabu ou alvo de piada, medo e vergonha.

A história mais absurda que ouvi foi que um cara de 33 anos, de família rica, que estudou em um dos melhores colégios de São Paulo, dizer aos brados, logo que chegou ao bar que eu frequentava, que tinha largado uma garota na rua após sair do motel com ela, indignado por ela ter "Dado um P... pela Buc... na cara dele!" e a tinha chamado de porca!... Todos falaram "mas, cara, isso é ar que sai normalmente em uma transa, panaca!". Ele apenas riu e respondeu "agora já foi...". Fiquei pensando no trauma dessa garota causado pela ignorância dele, porém, maior ainda a ignorância dela, pois ela deveria saber e contra-argumentar. Mas, infelizmente, ninguém ensina isso, a não ser o inconveniente aqui! Eu tinha de fazer, fiz e faço!

SE O HOMEM NÃO A CHUPAR, NÃO TRANSE

É bom você ser do tipo de mulher que gosta de ser chupada, saiba que precisa estar preparada para provocar essa situação e agradar. Como fazê-lo?

Já falamos aqui sobre higiene, então é sempre bom manter os cuidados básicos com higiene. Importante também exigir isso dele. Depilação é uma decisão pessoal, mas manter os pelos aparados e limpinhos é o mínimo para os dois gêneros se prepararem antes de transar.

Além disso, quando começarem os beijos e as carícias, não se esqueça de erguer bem o queixo e puxar a cabeça dele, esse é um sinal sutil, porém muito eficiente dessa sua preferência.

Para completar, saiba que os adoradores dessa prática apreciam a visão que têm do seu rosto quando o observam pelo meio dos seus seios. Use todas as suas armas a seu favor.

Uma coisa importante a citar aqui é que, até nós que adoramos fazer sexo oral na mulher, gostamos que vocês gozem o mais rápido possível, e goze falando que vai gozar, ou deixando bem claro que isso ocorreu, pois, assim, você treina o cérebro dele para entender o seu corpo. Isso garantirá uma transa mais harmônica depois, uma vez que, além de tirar a ansiedade de fazê-la gozar, o que causa em muitos homens ejaculação precoce, ensina o casal a gozar simultaneamente!

FIQUE ESPERTA: explore isso durante as primeiras conversas. Se seu parceiro disse que adora fazer sexo oral antes de ir com você para a cama, mas na hora H fingiu que esqueceu, isso é um péssimo sinal! Se você fez o autoteste do dedinho e tinha certeza de que não estava malcheirosa, das duas uma: ou ele não está nada interessado em você ou ele não é bom de cama! Homem que tem nojo de mulher, aí tem coisa errada.

Se você estiver pronta para ser chupada e o homem não a chupar, não dê!

TESTE DO CLITÓRIS, DE EDUARDO NUNES, E COMO USÁ-LO

Preste muita atenção, pois essa dica vale o livro! Uma das grandes dificuldades masculinas, sem dúvida, refere-se a como lidar com as zonas erógenas da mulher. Recomendo começar vendo essa imagem para entender onde fica de uma vez por todas!

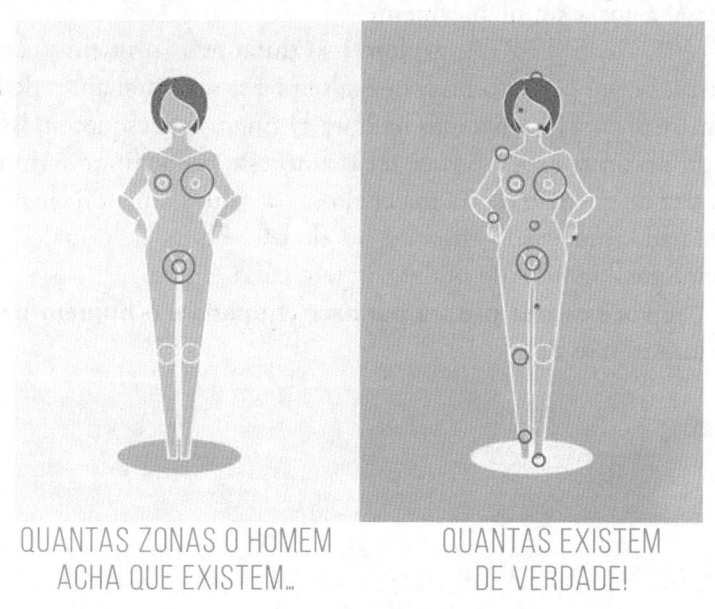

QUANTAS ZONAS O HOMEM ACHA QUE EXISTEM...

QUANTAS EXISTEM DE VERDADE!

Certa vez, li uma frase que eu penso vir bem a calhar para o momento: "Clitóris e computador todo mundo sabe para que serve, mas ninguém sabe manusear direito". De fato, essa é uma verdade para grande parte da população.

Depois de ter consultado ginecologistas e até neurologistas a respeito desse assunto, confirmei que o clitóris é a região do corpo da mulher mais bem servida de nervos sensoriais. Porém, para estimulá-lo, deve-se fazer movimentos suaves e delicados, ao contrário do que acontece com o pênis, no qual, quanto maiores a fricção e velocidade, maior o prazer do homem.

É por isso que geralmente um homem começa a excitar uma mulher da forma correta. Mas, ao perceber que ela está gostando (quase sempre depois do primeiro suspiro), aumenta a velocidade e a força, tirando-lhe a concentração e a irritando, às vezes, ao ponto de querer socá-lo.

A desatenção ou o desconhecimento dessas características fisiológicas dos corpos masculinos e femininos podem causar problemas na hora da relação sexual para ambos os parceiros.

Cabe à mulher ensinar ao homem a melhor forma de tocá--la, exatamente como nós fazemos, pois ambos estão tentando se agradar mutuamente. Se o homem não conhece bem o corpo da mulher e não sabe como fazê-la atingir o orgasmo, vai achar que ela é complicada ou que ele não é capaz de satisfazê-la. Em uma situação dessas, o homem sente-se inseguro e acaba fugindo.

Se a mulher conhece bem o seu próprio corpo, mas tenta excitar o homem com base nas suas próprias sensações, acaba por não proporcionar ao parceiro o prazer que ele espera. É por isso que acontece de o homem segurar a mão da mulher mostrando como usar mais energia e empregar maior velocidade.

Com todas essas interferências, nenhum dos dois vai sentir-se completamente à vontade. Então, não se iniba em querer conhecer melhor o seu próprio corpo e também o do homem. Há muitas maneiras de você fazer isso além das que são sugeridas neste livro.

Todavia, como já vimos, certifique-se de que as suas fontes de informação sejam confiáveis. Pesquise nos livros de anatomia, pergunte aos médicos, dedique-se com afinco à sua própria pesquisa. Ensine o cara a gozar, na sua velocidade, pois sentimos de formas diferentes.

O clitóris começa na entrada da vagina da mulher e avança internamente 8 centímetros, e a inervação não é uniforme, ou seja, há mulheres que sentem melhor a sensação de prazer em partes diferentes dele, o que só ela pode saber e, assim, calcular qual a melhor forma de mandar o homem tocá-la e, principalmente, qual posição sexual privilegia essa área! Assim, a mulher terá orgasmo garantido no sexo. Desde 1990, alerto os ginecologistas (e tenho contato com muitos, uma vez que atendo pelo menos uma especialista nessa área a cada mês) sobre como deveria ficar a cargo deles orientar as mulheres sobre isso, pois entendo que são as pessoas mais apropriadas para tais conversas, depois apenas dos familiares.

O teste que toda mulher deve fazer é simples: basta tocar o clitóris, em três partes com o dedo, e ver se sente prazer, na entrada, no meio ou no fundo.

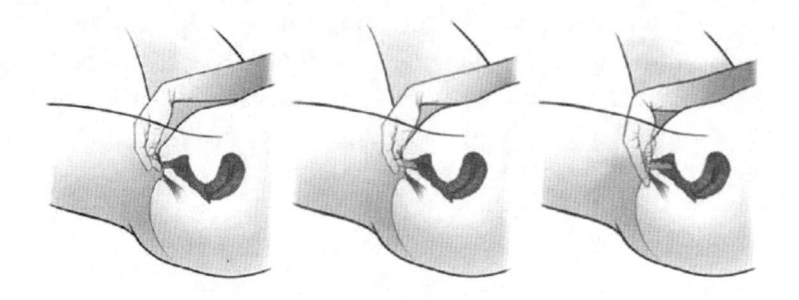

Quando sente em tudo, é uma felizarda; se sente mais na entrada, goza no sexo oral e deverá priorizar posições que haja contato nessa parte, tipo papai e mamãe, por cima, entre outras; quando sente mais no meio ou no fundo, geralmente é de cachorrinho (de quatro) ou com travesseiro embaixo. Enfim, estude seu corpo para ensinar o homem. Na maioria das vezes, ele será ignorante mesmo, especialmente porque a dinâmica muda de mulher para mulher.

Isso deve ser levado muito a sério, pois a ignorância nesse ponto causa trauma na primeira transa e pode nunca firmar o relacionamento.

Na primeira transa, quando não alertada sobre isso, a mulher fatalmente não gozará, e isso decepcionará o parceiro, uma vez que ele provavelmente já fez uma garota gozar (ou acha que fez, porque ela fingiu). Assim, muitas mulheres acabam perdendo o namorado logo na primeira vez, pois ele pode não gostar da atuação dela e perde o tesão que tinha naquela mulher, acarretando uma grande decepção para os dois. Perde a virgindade, a importância desse momento, e ainda o namorado. Conheçam-se e mandem na foda! Existem aquelas mulheres que não conseguem manter o relacionamento, pois, se não gozam transando, lógico que não vão ter vontade de transar e o homem nota e brocha! Não têm vontade porque, ao transar, segundo elas, ficam sujas e com mais tesão, pois nunca conseguem finalizar, é pura frustração. Algumas ainda conseguem se masturbando, mas reclamam que era melhor terem feito sozinhas.

O problema é que, se não são alertadas, elas não percebem o problema, pois não sabem o que deveria ser o certo – porque deveriam ser alertadas pelo ginecologista, que, segundo minhas informações, ainda não o fazem, segundo eles, para não se meter no campo sexual, apesar de estarmos em 2020. Fazem, porém, uma coisa pior ainda: prescrevem anticoncepcional! Ou seja, a segunda pessoa em quem as mulheres mais confiam – que só perde para os pais –, além de não dar orientação sexual ainda as libera para transarem sem camisinha, pois agora tomam pílula. Espero que este livro sirva para prover informação para que as mulheres sejam plenamente felizes no sexo e no amor, e com segurança.

MÉTODO EDUARDO NUNES PARA A MULHER COMANDAR A PERDA DA VIRGINDADE

Uma das coisas que engrandece e facilita meu trabalho e atualização é atender profissionais incríveis no meu consultório, o que me ajuda muito na hora de especificar um plano de ação para resolver todo tipo de problema! Desde aeromoças, engenheiras, advogadas, juízas, promotoras, arquitetas, médicas etc. Dentre as médicas, várias ginecologistas, que me apoiaram na missão de definir meu plano de como uma mulher deve comandar a sua primeira transa. Nosso objetivo foi tentar criar um padrão, para quem está muito insegura, claro que na hora H as coisas podem mudar, você pode querer fazer outra coisa, mas o padrão já foi testado por diversas pupilas e foi comprovado que dá o controle da primeira vez para a mulher. Na verdade, o cara nem precisa saber que você está perdendo a virgindade, você pode deixar para contar depois.

Bom, segue o passo a passo que você precisa saber:
1. Conheça bem seu clitóris, masturbando-se regularmente e aprendendo a gozar.
2. Certifique-se de estar pronta visual (depilada) e higienicamente a higiene pessoal (pode aplicar o teste do dedinho mesmo que de leve, sem introduzir se quiser), pois exigirá ser chupada antes por algum tempo para relaxar e lubrificar bem, de preferência goze na boca dele, se puder e quiser.
3. Peça para ele deitar no chão, para você ter mais firmeza no movimento. Pode ser em uma cama dura ou em um colchonete fino.
4. Se precisar e gostar, faça sexo oral nele para ficar bem duro.
5. Mande-o colocar a camisinha.
6. Agora você, segurando nas ancas dele, agache-se, encaixe e tire você mesma, na velocidade que for mais confortável, sua virgindade.

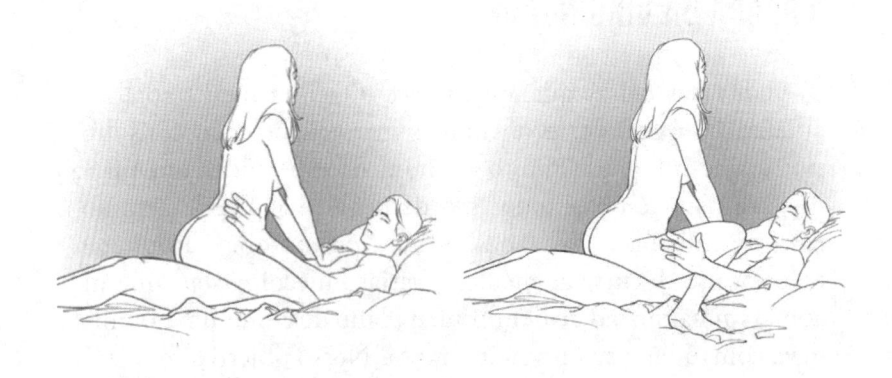

Aí é só relaxar e ter seu primeiro orgasmo transando! Se depender de mim, que sou um romântico, que ele seja seu primeiro e último homem, mas se não for, pelo menos não terá traumas pela incompetência ou truculência dele!
Boa sorte!

O VERDADEIRO "PONTO G" DO HOMEM

Partindo do pressuposto anterior, quando for masturbar ou praticar sexo oral com um homem, concentre-se no fato de que, para nós, quanto mais intensa a fricção e maior a velocidade com que se manipula o pênis, mais excitante é a sensação.

Além disso, saiba que o homem também tem seu ponto de maior sensação. Segundo informações obtidas de neurologistas, o "ponto G" do homem localiza-se em toda a região inferior da glande.

O ponto G localiza-se no anel inferior da glande.

Procure concentrar-se nesse ponto e vai perceber a diferença que conhecer esta dica vai representar na sua *performance* sexual.

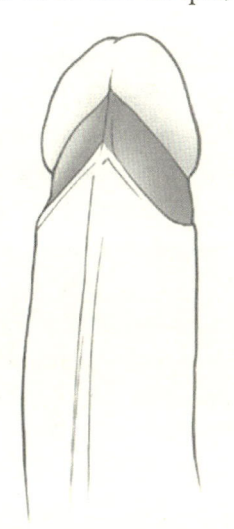

E... COMO CHUPAR O PIRULITO?

Para que você entenda melhor, pedi a uma profissional (que executa sexo oral pelo menos cinco vezes por dia) que explicasse exatamente como realiza essa tarefa. Segundo ela, basta concentrar-se no "ponto G" e você vai perceber que não precisa se engasgar toda vez que for fazer esse agrado ao seu parceiro.

A melhor forma é manter os lábios bem encaixados com uma leve pressão, tocando o pênis exatamente na altura do "ponto G" masculino e, ao mesmo tempo, executar movimentos vigorosos com uma das mãos na parte inferior dele.

Como você já deve ter percebido, o movimento vigoroso estará sendo feito pela mão, e não pela boca, que praticamente será mantida em uma posição fixa, apenas acompanhando o vaivém. Fazendo dessa maneira, você vai perceber que não precisa aprofundar-se tanto nos movimentos, mas causará grande prazer ao seu parceiro. E, ainda, ficará bem mais fácil aumentar a velocidade e a força, que são essenciais para atingirmos o orgasmo.

Esta é uma das informações que considero das mais significativas para uma mulher experiente. É o tipo de conhecimento que fará com que o homem volte a dar maior valor, falando em termos sexuais, para as mulheres mais maduras.

Mais uma vez, uma imagem vale mais que mil palavras, portanto recorra a vídeos disponíveis na internet e, se quiser se aprofundar mais ainda, tem até curso!

Só recomendo às mulheres ter personalidade na hora da finalização. Sendo específico, do momento que começa a fazer o sexo oral em um homem, é importante que você comunique ou pergunte onde ele quer ou pode gozar.

Veja que nós, homens, não temos o controle que desejamos sobre nossa ereção, e se você não explicar onde quer que ele goze, pode gerar ansiedade e estragar o ato.

Sendo mais específico ainda – pois trabalho com vocês há anos –, você tem três opções básicas para "mandá-lo" finalizar:
1. Quero que goze na minha boca.
2. Quero que você goze no meu corpo (escolha a parte: rosto, seios etc.).
3. Não quero que você goze ainda, pois quero que você goze transando.

Assim, ele instintivamente terá mais controle e ainda terá mais certeza do tesão que sente quando está com você!

CAPÍTULO 21
SEXO ORAL É SEXO

FIZ SEXO ORAL SEM TRANSAR. LÓGICA, ILÓGICA

Entrevistei várias mulheres, durante anos, e a grande maioria já chegou a fazer sexo oral no parceiro antes mesmo de ir para a cama com ele. O que é normal quando ela sabe, está consciente do que está fazendo e com quem está fazendo. Mas encontrei também muitas que, por ímpeto ou pressão, fizeram sexo oral no primeiro grande amasso, que ocorre geralmente na segunda saída (primeira depois do dia em que se conheceram). E algumas fizeram isso na primeira vez em que ficaram com o cara. Acontece que essas, depois, ficam com a mesma "encucação":

a. Será que ele me achou fácil? Não quero que ele pense que faço isso com qualquer um.

b. Pelo menos não transei com ele. Assim, ele está vendo que eu não sou "fácil".

c. Mas será que as outras também fazem o que eu fiz logo de primeira?

Resposta: Se você se fez alguma dessas perguntas é porque está insegura, e isso sim os homens percebem...

Explico: quando faz algo que você mesma não aprova, como passar dos seus limites, por exemplo, mostra insegurança nos seus atos ou, no mínimo, descontrole sobre sua libido. Para nós, homens, pelo menos para a maioria, isso é leviandade. Significa que você é uma garota não confiável.

Mulheres, um conselho de amigo e que fique bem claro: **para nós, homens, sexo oral ou transa é tudo transa**. Então, se o assunto for limites para amasso, ou seja, se você achar que está pronta para fazer sexo oral nele, mas não para transar, é porque não estava pronta nem para beijar! Sou obrigado a frisar muito isso, pois tive vários relatos de mulheres que afirmavam acreditar na compreensão dos homens e que deveriam ser consideradas "mulheres difíceis" (palavras delas), pois demoravam para "dar", mas davam uma boa relaxada no garoto logo na primeira noite, para, com isso, deixá-lo apaixonado! Lógica de mulher, está perdoada, mas errada!

COMO SER BOA DE CAMA SEM EXTRAPOLAR OS SEUS LIMITES

Como já citei, um dilema feminino que se torna um desespero para os homens – apesar de todas conhecerem o velho ditado: "Mulher tem de ser uma puta na cama e uma dama na sociedade", e de eu já prever que um dia esse problema deverá ter fim –, ainda é o fato de que, na maioria das vezes, quando encontramos uma mulher boa de cama, ela pode não ser tão boa assim no comportamento social e quando achamos uma mulher que tem tudo a ver com a gente, ela pode ser uma travada sexual que transa de luz apagada sem se mexer!

Já falei, mas não vale a pena economizar, por isso falo de novo: vocês podem e devem mostrar seu tesão e desejo sexual por meio de olhares, roupas e podem até verbalizar, desde que sejam seletivas em que vai tocá-las.

Sem esquecer que esse ditado, "puta na cama e senhora na sociedade", não funciona mais; agora é o meu:

A mulher tem de ser a puta, a mãe e a amiga!

CAPÍTULO 22
GOZAR É IMPRESCINDÍVEL

Na vida, cada um cuida de si. Quando estiver transando, tenha sempre como prioridade o seu orgasmo. Como eu já disse, de uma mulher para outra, existem pequenas variações anatômicas, como o posicionamento do clitóris ou da vagina, por exemplo. Por isso mesmo não existe uma posição ideal única ou de preferência para a relação sexual. O que existe são posições mais ou menos confortáveis para a mulher e para o homem.
A mulher deve preocupar-se consigo mesma, pois o homem sempre se adapta.
O que quer dizer que você deve identificar a sua posição ou posições prediletas para conseguir o máximo de prazer ao praticar sexo. Além disso, posições que lhe forem mais confortáveis facilitarão o controle para atingir o orgasmo.
Não é o objetivo deste livro tratar dessa variedade de posições ou das adequações para cada tipo de mulher. Porém, não será difícil informar-se com o seu ginecologista, se ele permitir, ou consultar sites e livros. Se puder, é claro, experimentando as opções na prática.

Lembre-se: não há por que se constranger. Se durante a relação algo estiver tirando a sua concentração (como no caso de uma posição desconfortável), procure acomodar-se ou mesmo mudar de posição com tranquilidade. Qualquer homem será capaz de entender.
Lembre-se de fazer "Teste do clitóris, de Eduardo Nunes".

SEXO ANAL

Tanto para o homem quanto para a mulher, sexo anal tem a ver com tesão, com sacanagem pura, uma vez que o pênis no ânus é, única e exclusivamente, sacanagem, e só isso. O significado é mais emocional do que sexual.

Caso aconteça de o seu parceiro propor, e você quiser experimentar, mas não se sentir segura, aqui vai uma sugestão: recomendo preparar-se com antecedência, se possível de algumas semanas, usando lubrificante, comprando em um sex shop ou pela internet um kit de plug anal, ou usando qualquer coisa para se masturbar. O melhor segredo para um sexo anal prazeroso é lubrificação e paciência.

Além das razões de segurança (doenças sexualmente transmissíveis), o uso de preservativo é altamente recomendado, já o medicamento utilizado poderá anestesiar o pênis do seu parceiro e ele não vai ter orgasmo de jeito nenhum. Importante: nunca permita que ele introduza o pênis na sua vagina depois de uma penetração anal sem trocar de camisinha. O risco de infecção é muito grande.

Para as mulheres menos empolgadas com essa prática, é bom saber que, na maioria das vezes, depois que o homem consegue realizá-la, geralmente deixa de dar-lhe tanta importância, mas será sempre um local para sair da rotina! Além disso, ela pode ser divertida para você, pois fica livre para estimular seu clitóris durante a relação.

É bom ver sites e matérias de sexólogas sérias dando dicas! Digo sérias, porque tem muita gozação e brincadeira, podendo induzir a erros graves e dolorosos.

TÁ ESCORREGANDO...

Principalmente em uma transa mais longa, com muitas carícias e excitação mútuas, pode acontecer de o pênis do homem ficar excessivamente lubrificado, molhado, durante a penetração. Isso pode dificultar tanto o orgasmo do homem quanto o da mulher. Mesmo com preservativo.

Uma mulher experiente deverá fazê-lo escapar, limpar discretamente com a mão e recolocá-lo. É sucesso garantido! Entretanto, é bom lembrar que existe a possibilidade de o parceiro gozar mais rápido (o que pode deixar você "na mão"), já que naturalmente haverá um aumento da fricção.

Por isso, de novo, fique esperta e lembre-se de que o mais importante é que a mulher goze, pois nós, homens, sempre gozamos.

COM QUANTAS AMIGAS DEVO SAIR?

Ainda a título de facilitar a abordagem, quero lembrar que, muitas vezes, a mulher costuma sair com uma única amiga. Nessa situação, quando um homem pretende abordá-la, precisa chegar com um amigo ou conversar com as duas ao mesmo tempo, até poder conversar intimamente com uma delas.

Parece-me que está claro que fica difícil aproximar-se daquela por quem o homem está interessado sem deixar a amiga constrangida. Já que as mulheres não têm o hábito de saírem sozinhas, minha sugestão é de que procurem formar um grupo de pelo menos três. Assim, quando houver oportunidade de conversar mais intensamente com alguém, você vai evitar constrangimentos para o interessado e uma amiga poderá fazer companhia à outra.

Mas cabe citar que o melhor é mesmo sair sozinha, pois, além de facilitar a abordagem, facilita a você, mulher, fingir que está procurando a amiga para poder mover o pescoço e o corpo dando sinais. E ainda não perde tempo esperando a amiga se arrumar, além de não se distrair falando de brincos e vestidos das outras para focar na sua meta que é seduzir e ser achada pelo seu homem!

Com frequência, e principalmente para as que eu acho que "devem", mando saírem sozinhas uma vez, para sentirem a experiência. Preparo-as e treino por duas horas em média, antes de mandá-las para os bares e baladas. Salvo raríssimas exceções, ou seja, 95% delas amam a experiência e o problemas passa a ser dar "perdido" nas amigas, pois não querem mais perder tempo. Quando agem assim, em 4 a 8 semanas, em média, estão namorando. Mágica? Sorte? Acaso? Não, eficiência!

QUERO UM NAMORADO. QUERO CASAR

Nós, homens, costumamos fazer perguntas idiotas, do tipo "O que você veio fazer neste bar?", apenas para testar a franqueza da mulher. Seja realmente franca, você verá que sempre terá o melhor resultado. Por exemplo, se você estiver procurando um namorado, diga isso claramente.

Os homens que não estiverem interessados vão logo liberar o caminho. Com essa postura, você não perde tempo. Para aquele que gostar de você, o rumo da conversa estará facilitado para um possível relacionamento.

Faça o teste.

Aqui em meu consultório, dificilmente alguma mulher me responde com clareza isso, mesmo sabendo que a perda de tempo sai direto do bolso dela. No meu entender, elas têm constrangimento em dizer que querem se casar. Isso causa um grande problema, pois, se você não disser que quer, não será um homem que vai querer convencê-la, não um que você goste!

Uma dica para as mais tímidas é dizer que estão procurando um felizardo, um homem que a mereça. Cabe agora a ele se candidatar para você avaliar.

Em tempo! Se ele não se candidatar, não há o que avaliar. Se liga e parta para o próximo.

Não perca tempo com homem errado. Lembre-se: se for o homem certo, ele gruda e não larga, não deixa dúvida!

CAPÍTULO 23
ANTES DO SEXO, ABRA A MENTE

O homem não pode viver situações sexuais para as quais ele não esteja bem preparado e que não sejam da vontade dele. Logo, vocês podem não saber quais as intenções ou com quem estão transando no momento, mas nós, homens, sempre sabemos. Já está decidido antes.

Se não for assim, não há ereção (portanto, a cada nova transa, quer dizer, a cada nova ereção, saímos mais seguros e fortalecidos). Já a mulher é capaz de envolver-se em uma transa sem muita consciência (por falta de preparo e informação), pois, como se costuma dizer, basta abrir as pernas.

Esse é um erro grave. Abrir as pernas pode até parecer fácil, mas, antes de mais nada, é preciso abrir a mente. A inconsequência poderá levá-la à destruição progressiva do seu amor-próprio a cada nova relação.

O importante não é só saber o que fazer na cama, mas sim saber por que você está lá.

Projete a sua expectativa, o seu próximo homem deve ser melhor (ou no mínimo igual, se apresentar perspectivas de melhora) do que o melhor homem que você já teve. Em termos de capacidade, caráter, inteligência e sensibilidade.

No caso dos homens, a expectativa é a mesma. Porém, nós, homens viris, com o sexo sempre em primeiro lugar. Por exemplo, se um homem já teve uma mulher que foi capaz de engolir seu esperma e ele gostou, é exatamente o que ele vai esperar de você.

Calma! Escolhi um exemplo forte de propósito.

Vamos começar lembrando-se da sua infância ou adolescência, quando imaginava que ia casar virgem. Certo dia, você acabou mudando de ideia, provavelmente porque ficou com tesão. Será que já se esqueceu de que um dia disse que jamais colocaria o piu-piu dele na boca?

Mas, na verdade, acabou cedendo, não foi?

Então, as próprias mulheres nos ensinaram a não aceitar os seus "nãos" e acabaram por nos mostrar a melhor maneira de conseguir o que queremos. Basta ser "bonzinho" e insistir, que sempre chegamos ao nosso objetivo.

A questão é que, se quiser, você pode fazer essas coisas e muitas outras mais. Mas esteja sempre atenta, pois o que realmente importa é que você é quem deve decidir sobre o que quer fazer.

E tem mais: você não precisa tomar uma atitude de imediato no momento da proposta de uma transa ou de algo diferente no sexo. Leve o tempo que quiser. Só não se esqueça de deixar claro para o seu parceiro que você tem uma boa afinidade com a sua própria sexualidade e que um dia poderá experimentar algo mais ousado.

Se você é uma mulher observadora, já percebeu onde foi parar a "barganha", para onde caminhou a negociação quando se trata de sexo.

Leve o tempo que quiser, mas decida você mesma o que quer fazer.

Para ter apenas sexo nós, homens, dispomos dos contatinhos, das "amigas", das inconsequentes. Mas para realizar as nossas fantasias e taras, estamos sempre à procura de uma mulher especial.

Essa mulher especial é aquela que realiza nossas fantasias. Note que eu estou falando de uma sensação que nem a mais puta das putas é capaz de dar, por dinheiro nenhum. Só uma mulher apaixonada e, ao mesmo tempo, certa do que está fazendo é capaz de proporcionar essa sensação. Pode ter certeza: é com essa que vamos casar!

Portanto, é hora de estar muito atenta às taras do momento. Mais cedo ou mais tarde alguém vai propor uma experiência e você precisa estar preparada para essa ocasião.

Repito mais uma vez: o que é avaliado é o comportamento sexual como um todo. Se o homem gostou de uma mulher que engoliu o seu esperma, na verdade, o que ele apreciou foi do comportamento sexual dela, o ato é apenas um exemplo. Se esse homem perceber que você é uma mulher disposta a ampliar os seus limites, vai ficar com você até ser o seu escolhido.

Não é preciso se forçar a nada, apenas deixe que seu comportamento sexual evolua naturalmente.

Personalidade sexual é tudo. Mesmo que você não seja ainda a mulher que ele espera, se o homem perceber que tem potencial para isso, poderá investir em você. Você saberá se isso está ocorrendo se ele não desgrudar mais.

CAPÍTULO 24
COMO FUNCIONA A EREÇÃO DOS HOMENS, AFINAL?

Bom, eu já vinha há mais de dez anos querendo explicar como funciona nossa ereção de forma inteligível para uma mulher, e depois de ser elogiado com o brado de "Edu, você é o novo Freud!", coincidentemente por duas psiquiatras e uma psicanalista, pensei: *acho que finalmente entendi.*

Vamos lá. Nós, homens, não temos controle de nossa ereção! Não conseguimos sequer mover o pênis se ele não estiver instintivamente acionado.

Fisiologicamente, um homem saudável física e mentalmente está pronto para ter uma ereção a qualquer momento, mas basicamente há cinco sensores inibindo. Quando os cinco sensores dão o.k., acontece a ereção e estes se mantêm alerta o tempo todo para manter ou cancelar a ereção... que são:

1. Sensor de energia: um homem só tem ereção se estiver alimentado. Aliás, muitos casos em que o homem brocha acontecem porque ele estava sem energia estocada para isso, e o cérebro não o deixa gastar com sexo, sem antes comer.

2. Sensor de segurança: só conseguimos ter tesão e ereção se estivermos em um local seguro. Veja que mesmo para taras de exibicionismo, não pode haver risco físico iminente, como assalto ou animais quando se está no mato.

3. Sensor de saúde: a mulher tem de ter um aspecto saudável, sem doença. Por isso, manchas e cicatrizes muitas vezes precisam ser explicadas ao homem. A partir do momento em que são explicados, o homem esquece imediatamente. Assim como odores estranhos, pois se ele relacionar esses sinais à doença transmissível, pode brochar. Reitero a importância da higiene pessoal e do cuidado com DSTS. Veja que o advento do uso da camisinha deu mais coragem nesse quesito, mas ainda é muito importante destacar todos os cuidados que já citamos aqui.

4. Sensor moral ou de consciência: já disse antes e repito: um homem tem de ter a consciência tranquila de que a mulher está de acordo com o sexo que vai acontecer... Ele não pode e praticamente não consegue mentir, senão não terá ereção. Veja que se vocês não perguntarem nada e aceitarem qualquer argumentação do tipo *vamos deixar rolar, depois veremos no que vai dar*, e aceitar sem retrucar, ele não mentiu para você.

Nesses mais de vinte anos de profissão, já atendi todo tipo de mulher e, claro, já atendi garotas de programa também. Para estas, só depois de explicar esse sensor, entendiam porque não tomavam calotes, pois, mesmo aqueles que poderiam lhes pregar uma peça, tinham de abrir o jogo e dizer estavam sem todo o dinheiro, senão não conseguiam transar! **Veja que se deixar um homem atraído e excitado por você e perguntar o que quiser, ele não mentirá. Este é o maior soro da verdade.**

5. Sensor do tesão: nós, homens, precisamos do tesão da mulher. A ereção depende disso, ver que a parceira também tem tesão em nós, não apenas tesão, mas especificamente naquele homem. Isso nos difere dos animais, o consentimento da fêmea. Só que, quando somos jovens, tipo menos de 25 anos, qualquer mínimo tesão identificado em uma mulher já pode nos deixar excitados. No caso dos homens maduros, na média acima de 25 anos, e até o fim da vida, queremos a mulher com tesão por nós, ou seja, ela precisa demonstrar isso, nos olhando ou sentindo. Outro agravante é que se o homem tiver que forçar a barra para iniciar seu tesão, sem ao menos ter um olhar de desejo e ter de beijar, agarrar, morder, apertar, chupar o pescoço para deixá-la com tesão, ele, via de regra, não irá se apaixonar. Temos de sentir que vocês gostaram de nós, só de olhar. Fica a dica.

O problema que vem ocorrendo é que a mulher não olha, não constrói desejo antes da transa, não questiona porque não tem um desejo prévio por aquele homem e logo permite o toque; o sensor moral libera o homem e ele começa a tocá-la, beijá--la, deixando-a com tesão. O homem pega esse tesão e transa. A mulher se apaixona e ele, sem saber explicar porque, não. Na verdade, nem ela queria tanto assim, mas comprou a ideia. E ele sempre percebe que não foi escolhido.
Sigam o *script*!

CAPÍTULO 25
QUEM ENSINA O HOMEM A AMAR É A MULHER

Toda vez que você encontra um cara legal ele já tem namorada ou é casado? Isso não acontece por acaso.

O fato é que quem o ensinou a lidar com as mulheres sempre foi uma mulher.

Só que, para que isso aconteça, ela precisa fazer aquilo que na verdade ninguém lhe diz: **usar, sim, a sua sexualidade, mas também a real personalidade para mantê-lo ao seu lado enquanto ele aprende**, de modo semelhante ao que se faz para adestrar um cão.

É isso aí! Quando o animal se comporta de acordo, ganha o biscoito predileto. Para o homem, o biscoito é o sexo, comida e diversão.

A única coisa que deve ser levada em consideração é que, nos dias de hoje, ele tem de estar viciado no seu biscoito antes de mais nada. Tesão reprimido só em último caso. Vai que cola.

Mesmo sabendo do Sensor Moral, ou seja, que ele não pode enganar, sempre irá tentar ligar o "dane-se" da mulher para ver se cola.

Para muitos homens, vale uma trepada meio roubada, pois ainda terá a consciência tranquila. Mesmo percebendo que uma paquera não vai dar em namoro, ele continua com a cantada com a finalidade exclusiva de obter sexo.

A essa altura, chegamos a um momento muito importante e delicado do início de um possível relacionamento: se o homem irá perceber que a mulher se respeita. E isso é o mais importante. Decida por si mesma sobre o que quer fazer e aja de acordo com a sua própria vontade. Deixe claro o que deseja e até onde pode chegar. E tome cuidado. Caso queira ir adiante, é muito importante mostrar que a opção é sua.

Só o respeito por si mesma leva a mulher à decisão consciente. Se quiser o respeito de um homem, jamais faça sexo só porque foi seduzida e não aguenta de tesão ou porque não tem nada melhor a fazer e, portanto, topou transar. A imagem que passará é de que tanto faz com quem vai transar.

Para os homens, a mulher que age de forma inconsequente, que não sabe o que quer e aceita dar o biscoito antes de ouvir a proposta, fatalmente não receberá pagamento por ele.

Todo dia vejo que o público feminino é bombardeado com matérias bem-intencionadas, porém demagógicas, com orientações de comportamento que só contribuem para que percam a personalidade própria.

São receitas de como agir, como se vestir, como seduzir, que, aliadas ao estilo de vida impessoal das grandes cidades, favorecem uma perigosa brincadeira de máscaras, que podem fazer a mulher cair em uma trágica armadilha.

SER AUTÊNTICA É SEMPRE A MELHOR OPÇÃO

Em Veneza, costuma-se dizer que, de tanto usar uma máscara, corremos o risco de acabar nos confundindo com ela.

O pior de tudo isso é que de fato nós, homens, não estamos nem aí para a maioria das coisas que vendem para as mulheres, do tipo brinco, colar, anticelulite etc. Mas isso é ser mulher, e se as fazem felizes, ficamos felizes.
Pesquisas de padrão de comportamento, muitas vezes, são inúteis para a sua singularidade. Induzem ao erro. Quando escrevi meu primeiro livro – aquele só pensando em minha filhinha que não tive; tive dois meninos e, se soubesse, não teria escrito nada – deparei-me com a situação a seguir:

> *Certa vez, estava com um grupo de amigos folheando uma revista feminina de grande tiragem, que trazia uma matéria na qual haviam sido entrevistados quarenta homens com a seguinte pergunta: "Como deve ser a mulher com quem você se casaria?". As respostas eram todas relacionadas à forma de vida da mulher. Por exemplo, tem de ser inteligente, tem de ser fiel, tem de ser simpática etc.*
>
> *Frente a isso, resolvi fazer a mesma pergunta para os setenta homens que entrevistei. Todos eles responderam de primeira algo relacionado a sexo, do tipo tem de ser boa de cama.*
>
> *Olhei e vi que tinham designado uma gatinha para fazer a pesquisa e logo deduzi: mentiram para ela, com o intuito de seduzi-la ou de impressioná-la, e percebi... um homem só diz a verdade para outro homem.*
>
> *São pontos de vista diferentes...*

Falando de modo prático, como já disse no começo, olhe tudo, mas filtre o que gosta e não gosta, e mostre sua cara ao máximo, para que ele se mostre também!

PARA O HOMEM, SACANAGEM, SEXO E AMOR ACONTECEM NESSA ORDEM

Uma coisa é certa: começa no tesão e na sacanagem, nos amassos, e quando acaba a sacanagem, acaba o tesão do homem. E depois acaba o amor.

Não esqueça: aqui a palavra sacanagem é usada no sentido de sexo sem misturar amor, ou seja, de separar o sexo de amor, como duas coisas totalmente distintas que são. Repito para as que não entenderam: faça sexo sem amor, até com quem você ama. Se misturar, acaba a sacanagem. Lógico que fazer sexo com mais amorzinho de vez em quando, pode rolar, mas se for sempre assim, o homem brocha. E acredito que muitas vezes a mulher também, vocês também precisam ter seu imaginário alimentado por sacanagem.

Por isso, é sempre muito importante que a mulher saiba trabalhar o tesão e aprenda a lidar principalmente com o seu próprio corpo, mas também com o do seu parceiro.

Conhecer os limites do seu corpo é uma prática na qual os homens estão muito à frente das mulheres.

Nesse assunto, como vimos, eles são incentivados e treinados praticamente desde que nasceram e jamais deixam de experimentar algo que esteja dentro dos seus limites, mantendo a porta sempre aberta para novas experiências.

CAPÍTULO 26
NÃO É FEROMÔNIO, É BALÉ DE ACASALAMENTO

NUNCA ESQUEÇA: O TESÃO É CONTAGIANTE

Aprender a lidar com ele com naturalidade e desprendimento é um trunfo de que a mulher já não pode mais abrir mão. Uma mulher pode até tentar disfarçar, mas, se estiver sentindo tesão, o homem percebe, é inexorável.

Você já ouviu falar em feromônios? São substâncias atraentes sexuais dos insetos que garantem a comunicação entre indivíduos da mesma espécie.

O homem funciona mais ou menos nesse padrão, mas ele não "sente o cheiro": ele vê ou sente o tesão da mulher pelo olhar, movimento ou toque e se excita imediatamente.

Se você vendar os olhos de um homem, pode colocar o que você quiser para ele cheirar – não causará quase nenhum efeito. Agora, coloque-o em uma sala de vidro à prova de cheiro com uma mulher com tesão se mostrando, e veja se não ativará os hormônios.

Não é química e, graças a isso, pode ser manipulado. Se você pensar que é química, não há o que fazer, mas mudar seu "balé de acasalamento", sim. É isso que ajudo minhas clientes, alunas do curso virtual e leitoras a fazerem, basta caprichar mais nas roupas, que correspondem a 40%, e nas atitudes, que são os 60% restantes, e conseguirá seduzir mil vezes mais e mais certeiramente, pois agora não será na sorte: você irá acioná-lo primeiro. Pare, pense, avalie o que precisa mudar e coloque em prática.

O QUE É UMA GRANDE MULHER?

Sempre me perguntam isso e, para mim, a melhor definição é: grande mulher é aquela que nos faz sentir mais homens, úteis e indispensáveis na vida delas.

Para nós, a melhor mulher é aquela que nos faz sentir másculos, protetores, atraentes, amados, competentes, mais potentes, sexual e socialmente falando.

Entretanto, hoje as mulheres têm condições de ser tão ou mais "homens" que nós, conseguem ter bons salários, status invejável, independência etc. É aí que mora o perigo.

Sexualmente, as mulheres ainda fazem muita confusão entre competência e independência. A mulher adquiriu o direito de conquista perante a sociedade, mas pagou um preço alto, pois acabou esquecendo a grande arma que é a sua capacidade de sedução.

Para seduzir um homem, é preciso desejá-lo de verdade e mostrar isso a ele.

Qualquer homem pode ser facilmente seduzido, basta que perceba que a mulher está excitada. Portanto, se a mulher conseguir controlar a capacidade de se excitar, será uma sedutora fatal.

Então, você pode ter o seu carro, ganhar muito bem e coisas assim, mas mostre sempre ao seu homem que você o deseja e o quanto precisa dele, isso é muito importante.

Agora, ainda mais importante do que mostrar ao seu homem que o quer na sua vida, só tome essa atitude se você realmente estiver sentindo-se assim com relação a ele; porque, se não for verdade, de nada vai adiantar.

Sempre digo que quem bate não percebe, só quem apanha. Recentemente, atendi uma cliente que se vangloriava o tempo todo dizendo que não precisava de homem para nada, que já estava rica e morava em uma cobertura. Veja que com essa filosofia ela não conseguiria fazer com que o homem percebesse que ela o queria, pois, na sua lógica, só se preocupava em mostrar que não precisa deles para nada. Vendia-se como uma excelente médica, porém uma mulher egocêntrica.

Quando a mulher usa suas habilidades de diplomacia e sensibilidade, torna-se apaixonantemente imbatível, sabe a hora em que, mesmo sendo a provedora financeira do lar, precisa fazer seu homem se sentir importante.

FINGIR É UM JOGO PERIGOSO

Também não tente enganar a si mesma, pois você só estará perdendo tempo. Se não tiver realmente admiração, não aguentará mais do que três meses.

Tenha sempre em mente que uma mulher permanece sob teste por esse tempo, mais ou menos. Se um belo dia você se distrair e cair em contradição, tudo estará perdido. Você vai descobrir, de forma bem desagradável, que a única coisa que conseguiu conquistar dele foi a mágoa, a raiva e o desprezo. Correndo o risco até de ele agir como se fosse trocar de carro.

Conscientize-se de que todo homem, sem exceção, é machista de pai e mãe e que provavelmente você também é, talvez em menor grau, mas tem isso herdado da sua educação.

Aceite isso e aja de acordo com sua real consciência que vai dar tudo certo.

CAPÍTULO 27
O QUE FAZER? MAIS IMPORTANTE É SABER O PORQUÊ

O maior problema das mulheres é misturar sexo com amor. Vocês são treinadas a vida toda a cometer esse grande erro, por isso não conseguem ter apenas sexo na cabeça durante o ato. Uma grande pista dessa confusão está nas respostas a uma pesquisa realizada com mais de 40 mil mulheres, compilada desde o ano 2000, que está disponível em meu site. Faça uma experiência e responda você também as perguntas a seguir, antes de analisarmos o resultado[3].

1. Qual é a pior sensação do corpo humano?
2. Qual é a melhor sensação do corpo humano?

---

[3] Acesse meu site: **eduardonunes.com.br** e procure pelo *Questionário de avaliação sexual*.

Ao responder a primeira pergunta, todas as entrevistadas concordaram que a pior sensação do corpo humano é a dor, o que, sem sombra de dúvida, está correto.

Entretanto, quando se referiram à melhor sensação do corpo humano, quase todas (e talvez você também) responderam que seria o prazer. Sinto, mas esta não é a resposta correta. **A melhor sensação do corpo é o ORGASMO!**
Dor é o contrário de orgasmo, em termos de sensação do corpo, assim como a mágoa é o contrário do prazer no que se refere aos sentimentos. Confundir sensações com sentimentos é o grande problema da mulher. Essa confusão faz com que ela leve o pudor para a cama, comprometendo fatalmente o conjunto de atitudes e reações, ou seja, neste caso, o seu verdadeiro comportamento sexual.

Hoje em dia já não é possível se dar ao luxo de cometer um erro desses. Lembre-se: você está em plena guerra e talvez não tenha outra oportunidade para fazer as coisas de outro modo.

A REGRA É FAZER O MELHOR DESDE A PRIMEIRA VEZ

Agora, pense bem: se você analisar e escolher conscientemente, não há por que se sentir insegura.

Ou, se preferir a linguagem masculina, ser mais autêntica no caso dos homens que preferem as tradicionais, ou mais safada do que as garotas jovens. Que fique bem entendido: ser safada é sempre bom, pra você e pra ele. Dentro de quatro paredes vale tudo, desde que os dois concordem. Como já vimos, é saber separar amor de sexo. Tal qual uma profissional que transa por dinheiro e, logo, sabe muito bem por que está fazendo sexo. No caso de vocês, o preço será algo como: aliança, sobrenome, filhos e 50% dos bens daqui para o resto da vida... então capriche.

Aliás, como também já disse antes, o mais importante é saber por que está tomando alguma atitude em relação ao sexo, isso é, se uma mulher vai para a cama, ela deve saber o que pretende fazer e ter bem claros seus limites e suas intenções.

Seja autêntica, mostre a sua personalidade sexual e dê sempre o melhor de si para o homem que a mereça.

A mulher que sabe por que pratica o sexo não é insegura e só ela é capaz de surpreender um homem.

CAPÍTULO 28
FINGIR PODE SER FATAL

Uma coisa que é perigosíssima é fingir o orgasmo. E pensar em fazer disso um hábito, nem se fala. Não adianta negar e dizer que nunca o fez, porque infelizmente quase toda mulher já fingiu em algum momento. Mas não é legal. É importante, pra você e pra ele, gozar de verdade. Fingir só pode ser útil em um único caso: quando vocês estão em uma situação de ajuste. Por exemplo, nas primeiras transas, quando ainda rola uma ansiedade da parte do homem e falta de sincronia. Nesses casos, o fingimento é ser usado para não o frustrar, e também quando ele não está conseguindo gozar, buscando estimulá-lo, diga algo como *vou gozar de novo, vem comigo! OOOhh, AH!...* entende?

Saiba que uma mulher pode fingir que gozou, mas não consegue fingir durante o orgasmo. E o pior: não consegue fingir por muito tempo!

Por mais que o homem não tenha como confirmar se a mulher gozou de fato, ele percebe que algo foi meio "xoxo". Esse deslize pode tornar-se uma bomba-relógio que um dia vai explodir. Será apenas sua palavra que teremos de aceitar, mas, se você não goza, fatalmente não mostrará desejo para sexo e isso é perfeitamente notável.

É muito chato e brochante para o homem saber que a mulher que ele curtia não passava de uma farsante.

No início, é verdade, ele só quer sexo. Mas se achar bom e estiver disposto a "dar condição", vai querer mais e mais, e pode liberar o coração e acabar gostando dessa mulher. Entretanto, quando ela não goza, ele entende que não é capaz de fazê-la gozar. Pelo menos uma vez por semana, masturbe-se com o intuito de gozar o mais rápido possível. Esta é a solução, isso fará com que você aprenda a atingir o orgasmo, quais são os seus movimentos-chave para chegar lá e tudo vai dar certo.

Em qualquer um desses casos, à desconfiança segue-se à decepção e um homem nunca verá uma mulher desse tipo com o respeito suficiente para escolhê-la como a sua companheira, a futura mãe de seus filhos. Tudo isso acontece como fruto do mau entendimento, ou seja, de novo pela dificuldade de comunicação.

Suponha que você seja uma mulher que não sabe gozar e não admite isso, seja qual for o motivo. Por exemplo: porque tem vergonha de dizer a verdade ou para não ficar por baixo, ou porque acredita que seu parceiro nunca saberá. Nesse caso, quando ele perguntar, você dirá: "ah, eu gozo, lógico!" Isso soa muito falso. E se você ouvir como resposta "legal, só que quando a gente transou, você não gozou", saiba que a bomba acabou de ser detonada. E aí?

Quando a gente se masturba, sabe que é capaz de dar prazer a si próprio. E quando a gente transa, sabe que é capaz de dar prazer a alguém, o objetivo é fazer isso, realizar o prazer do outro.

O grande tesão, o máximo do amor-próprio, é ter a certeza de que é capaz de dar prazer a alguém, a qualquer um. Esse homem será o próprio dom Juan de Marco da vida real, aquele que sempre sabe como satisfazer a parceira.

No entanto, repito que, em uma primeira noite, *fingir orgasmo* pode ser uma ferramenta útil, uma vez que, envolvido pela ansiedade desse momento, o homem pode ter uma ejaculação precoce e, caso isso aconteça, para evitar um constrangimento maior, fingir o orgasmo pode levantar a autoestima do seu parceiro (que mereça). Lembrando que isso não pode se tornar um hábito, é apenas uma ferramenta de ajuste inicial na relação.

A MULHER PRECISA SABER COMO SE POSICIONAR

Se o parceiro não se preocupou com você logo da primeira vez, não lhe deu atenção, por mim, pode chutar esse cara. Das duas, uma: ele não está nem aí com você ou não sabe como tratá-la. Não é merecedor.

A única opção é quando você percebe ingenuidade ou timidez da parte dele e, se ele demonstrar total boa vontade, você estiver apta a mandar na cama e ensiná-lo.

Na minha opinião, se o homem está na faixa dos 25 para cima e até hoje nunca se preocupou com o prazer de dar prazer, merece desprezo. No entanto, como sei que vocês são um bando de otimistas – para não dizer teimosas –, você no comando, pode tentar mais uma ou duas vezes... o.k.? Mas não se iluda muito, pois, em anos, só vi dar certo com poucas. Aliás, se funcionar com você, mande-me uma mensagem ou e-mail no site www.eduardonunes.com.br contando, o.k.?

CAPÍTULO 29
O SEGREDO DA MASTURBAÇÃO

    Acredita-se que o principal motivo pelo qual as mulheres mais maduras não se masturbam seja o fato de sentirem culpa por estarem satisfazendo seus apelos sexuais, sem poder justificar isso com o amor.

    Deixando de entrar em qualquer mérito científico ou psicológico mais profundo, vamos pensar no desejo sexual como uma necessidade fisiológica do corpo. Isso mesmo, como comer, dormir, fazer xixi etc. Essas necessidades existem para serem satisfeitas e para proporcionar o equilíbrio e o bem-estar do corpo por meio de sua atividade plena.

    Ora, então qual o motivo de não satisfazer exatamente essa necessidade, que é tão prazerosa? Entenda que sexo para nós, homens, é o início de tudo. Toda a nossa vida gira em torno da sobrevivência e do sexo. E ponto.

SEXO É UMA NECESSIDADE FISIOLÓGICA

Como já mostrei nos capítulos anteriores, para o homem é imprescindível que a mulher goze, e isso tem grande importância no aprofundamento da relação. Nós simplesmente não podemos entender por que algumas mulheres têm aversão ao sexo sem sentimento.

Não tenho problemas em assumir que nós, homens, somos instintivamente sexuais. É claro que, sexo com a mulher que amamos é muito melhor, o prazer é duplo sexual e afetivo, mas fazemos sexo sem problema nenhum sem amor também, o homem separa isso totalmente.

A MASTURBAÇÃO ABRE AS PORTAS PARA O AUTOCONHECIMENTO

Portanto, masturbe-se frequentemente, você vai aprender a se conhecer, a desfrutar do sexo e a gozar sem culpa. Você será mais feliz e, principalmente, conseguirá fazer o seu homem sentir muito prazer.

É preciso ficar claro que estou começando a abordar aqui, de modo prático, como você vai começar a trabalhar o tema conhecer-se a si mesma e descobrir os seus próprios limites.

As mulheres que não se masturbam estão perdendo terreno para as mais jovens e menos reprimidas. Lembre-se das armas de que você vai ter que dispor para a guerra.

Por isso, enfrente os seus tabus. Masturbe-se muito, sempre. Goze sozinha, fantasie à vontade, encare e descubra o que a faz feliz. Esse é o primeiro passo para se entender melhor. Pesquise, use um espelho, observe suas expressões, olhe no fundo dos seus olhos.

FAÇA MUITO SEXO COM VOCÊ MESMA

Você verá o seu amor-próprio crescer e irá sentir-se cada vez mais segura de si. Só então estará preparada para aceitar qualquer desafio.

Você está achando que o que estou dizendo não é sério? Siga o meu raciocínio: se você descobrir que é capaz de dar prazer a si mesma, acabará por compreender que só vai querer ir para a cama com um homem com o objetivo de obter e dar satisfação sexual.

Então, você vai ser aquela puta que, imaginariamente, o seu homem deseja. A sua performance sexual melhorará sensivelmente. Você pode até não saber muito bem o que as putas fazem, mas vai estar segura de si e preparada para tudo e muito mais.

E ainda vai ter bem clara a razão pela qual está transando com esse homem: o prazer do sexo. Também é muito importante lembrar que você estará livre e não precisará mais sair com qualquer um apenas para satisfazer suas necessidades sexuais.

A MULHER QUE SE MASTURBA É UMA MULHER LIVRE

Pense nas consequências maravilhosas dessa mudança. Como uma mulher mais segura e com bom nível de autoestima, você vai evitar muitos traumas. Se você ainda não sabia, saiba agora que toda mulher (salvo raríssimas exceções) está biologicamente ou, em outras palavras, fisicamente apta a ter orgasmo.

Além disso, a libido (apetite ou desejo sexual) tem igual intensidade em homens e mulheres. Portanto, mulheres que não conseguem chegar ao êxtase no plano sexual, quase sempre devem essa limitação a dificuldades psicológicas.

Na minha opinião, volto a afirmar, mais eficiente do que procurar um profissional para resolver esse assunto seria usar a mesma técnica que muitos de nós, homens, utilizamos no início da puberdade: ver outra mulher se masturbando e o que ela faz para chegar ao orgasmo. Você não precisa nem se expor, existem hoje aplicativos de masturbação para ver como outras mulheres fazem isso, uma rápida busca no google e você já encontra.

Como se costuma dizer, uma imagem vale mais do que mil palavras. Essa sugestão pode parecer absurda, mas para os homens isso é muito natural. Foi assim que aprendemos quando éramos adolescentes.

Veja bem: se o assunto não fosse sexo, qualquer mulher aceitaria essa opção em uma boa. Analise o caso dos médicos cirurgiões residentes. Primeiro eles assistem a diversas cirurgias dos médicos mais experientes, depois passam a realizar as suas próprias operações.

Da mesma forma, depois de observar como se faz, experimente. A prática dará a confiança que você precisa para ter um comportamento firme, atraente e, o principal, sem insegurança para se expressar.

Os médicos aprendem observando cirurgiões mais experientes.

Sugestão: a fim de iniciar-se na prática, sugiro que você estabeleça um momento específico do seu dia (sempre no mesmo horário) para se masturbar. Você deve repetir o exercício durante sete dias da semana, sem interrupção. Ao final desse período, você nem vai lembrar que tinha dificuldades e vai tratar de se masturbar muitas vezes. Experimente!

Sugestão: é legal que você veja filmes pornôs e depois se masturbe para se garantir na ideia. A dica, no entanto, não é se masturbar vendo filmes pornôs, para que sua personagem não seja induzida, não fique fechada somente ao que aconteceu no vídeo. Depois que parar de ver se masturbe, ele serve para você ter ideias, mas não necessariamente precisa copiar tudo.

Essa forma de masturbação irá mostrar quais são as fantasias que a fazem gozar rápido e você vai pode explorar seus limites sexuais, pois é uma premissa de tudo que conseguimos imaginar, conseguimos realizar. O que não conseguimos imaginar, não conseguimos realizar e, assim, você saberá quais são os seus limites sexuais.

CAPÍTULO 30
RELAXA E GOZA

Agora que você já sabe que se masturbar é muito importante e que gozar é imprescindível, quero aprofundar um pouco mais o assunto. Preciso reafirmar esse ponto que, na minha opinião, pode resolver a vida de qualquer mulher infeliz em termos sexuais e, em última instância, acabar com seus problemas afetivos.

Por isso, você deve transar, sempre em primeiro lugar, com a pessoa que você mais ama na vida: você mesma. Ao transformar a masturbação em uma prática cotidiana, você já vai perceber muitas mudanças. Imediatas. Acredite em mim!

Vai notar que todos, principalmente os homens, vão começar a olhar para você de um jeito diferente. Ou você já se esqueceu do que eu disse? **O tesão é contagiante.**

SEGURANÇA GERA LIBERDADE E PODER

Mas ainda tem mais. Maiores do que esses "milagres" que você vai conseguir apenas dando início a essa prática, serão as mudanças que vai causar em si mesma (e ao seu redor) caso passe a se masturbar em frente de um grande espelho. **Na hora de gozar, olhe bem dentro dos seus olhos.** É a melhor maneira de descobrir se realmente se aprova. Esta se revelará uma arma maravilhosa que está em suas próprias mãos. Lembra-se do que eu disse sobre ser impossível fingir no momento do orgasmo? Então, não é difícil para entender.

Se ao olhar fundo dentro de si mesma você descobrir alguma mágoa escondida, a razão dessa mágoa vai ficar bem clara em sua mente após o orgasmo. É certo que esse simples gesto não resolverá sua mágoa com você mesma. Mas, como dizem os psicólogos, quando a gente encara um problema, ele já está 50% resolvido.

Apenas para lembrar: **nunca vá ao supermercado com fome, porque vai acabar comprando um monte de porcarias**. Faça uma analogia com tudo o que já foi dito. Desculpe-me pelo trocadilho, mas, a esta altura, a única coisa que me resta dizer é: **Mãos à obra!**

TÉCNICAS DE MASTURBAÇÃO MAIS USADAS PELAS MULHERES

O mais recomendável é sempre usar a sua própria mão e dedos, pois assim dominará totalmente seu clitóris, mas pode variar.
- travesseiro no meio das pernas;
- estimulação com o dedo médio;
- chuveirinho (usar o jato d'água apenas no clitóris);
- vibrador tipo borboleta ou bullets (disponível em sex shops);
- vibrador massageador (disponível em lojas de equipamentos médicos)[4].
- Satisfyer (vibrador sugador de clitóris)

---

[4] Não é recomendável usar sempre o vibrador vibrando, e sim alternar entre a vibração, o vibrador sem essa função e o dedo, pois seu clitóris pode ficar viciado e você só conseguirá gozar com algo vibrando. E a língua e o pênis não vibram, o.k.?

CAPÍTULO 31
TRANSA IDEAL *BY* EDUARDO NUNES

Aquele friozinho na barriga. A primeira vez de um casal é sempre tensa. Estamos indo para o sexo muito rápido hoje em dia, não dá tempo de avaliar como antes, quando se ficava semanas só nos amassos antes de transar, e assim se podia avaliar o comportamento sexual de cada um nessa fase.

Agora, na média do meu consultório, dos casais que se formaram de verdade, a transa aconteceu entre o terceiro e quinto encontro, ou seja, se não conversarem sobre, só saberão como é o parceiro quando efetivamente transarem.

É aí que está o problema. Como já disse, se a mulher deixar o homem no comando da primeira transa, na maioria devastadora das vezes, ela se decepcionará, pois nós homens não comandamos direito nem nosso pênis!

Portanto, após mais de vinte e cinco anos de consultório, ouvindo as mais absurdas histórias, achei que estaria prestando um serviço muito útil se definisse pelo menos o *script* básico (vamos dizer assim ou outra forma que preferir) de como deve ser uma primeira transa ideal. Assim, antes de irem para a cama, poderão ter uma ideia de como o outro é, o mais rápido possível, para evitar decepções absurdas, repito, absurdas, que as mulheres sofrem, por não terem um padrão para discutir.

Vamos lá.

1. Ela tira a roupa, olhando para ele, para mostrar que sabe o que está fazendo.

2. Após beijos à vontade, na boca e no corpo, ele faz sexo oral nela até o orgasmo. Ela no comando, pois não temos clitóris e cada uma é diferente da outra ao serem tocadas, portanto tem de mandar na boca e na língua dele. Como um controle remoto mesmo. Dê a direção. Deixe bem claro que está atingindo o orgasmo! Agora ele já aprendeu a te fazer gozar na primeira transa.

3. A mulher faz sexo oral no homem, até ficar bem excitado, avisando que não quer que ele goze ainda, pois ira gozar com ela (lembrando que ele precisa também estar com o asseio em dia, recomendo uso de antisséptico após banho e sempre lavar o pênis após xixi, e os pelos bem aparados!).

4. Bem excitado e duro, ele coloca o preservativo, olhando a mulher se masturbando e olhando para ele, enquanto ele finaliza a colocação da camisinha (desejo e tesão na expressão facial dela vão manter o garotão duro).

5. Mulher pede sua posição preferida para gozar, pela segunda vez, sempre olhando um no olho do outro.

6. Agora vocês provavelmente irão gozar juntos, pois ele já aprendeu a te entender quando te fez gozar, no oral... é instintivo!

O que o casal vai fazer depois, aí é com eles. Se vão apagar a luz para transar, se vão transar a três ou mais. Cada casal tem suas fantasias e limites.

Sendo prático, espero que, no futuro, um casal que esteja pronto para ir para cama possa, com uma única frase do tipo, "Vai ser padrão Eduardo Nunes?", meio na brincadeira, deixar intrínseco o que ela espera dele e vice-versa!

CAPÍTULO 32
A FANTASIA É A FERRAMENTA DA MONOGAMIA

LISTA DAS FANTASIAS MÁXIMAS

Fiz uma pesquisa e preparei uma lista com tudo aquilo que o homem faria, ou gostaria de fazer, com sua mulher, caso ela correspondesse e lhe desse abertura:
1. Sexo anal.
2. Submissão: como em *Cinquenta tons de cinza*, em que ela é subjugada por ele.
3. Ejacular com jatos no rosto da mulher, para lambuzá-la.
4. A mulher engolir o esperma no sexo oral.
5. Puxar o cabelo da mulher, bater nela e mordê-la durante a transa.
6. Pôr o dedo no ânus da mulher ao mesmo tempo que a penetra pela vagina.
7. A mulher colocar o dedo no ânus dele durante a transa ou sexo oral.

8. Exibicionismo: transar onde haja pessoas assistindo.
9. Transar no mesmo ambiente que outros casais, mas sem troca.
10. *Ménage à trois* com outra mulher: transar com a parceira e mais uma mulher.

Atenção: essa é uma lista com as fantasias máximas da maioria dos homens. Algumas delas, certamente, você descobrirá logo no início do relacionamento. Outras aparecerão com o tempo. Não tenha pressa, mas esteja preparada para ouvir e saber se você também quer. O prazer e o tesão têm que ser do casal. Se não for assim, não será uma fantasia e poderá acabar desencadeando uma crise no relacionamento.

Cabe citar que existem outras práticas, como transar com outro casal, transar com dois homens, *bondage* (amarrada), transar com uma travesti e muitas outras. Com esta última, inclusive, uma cliente (a qual eu tinha ajudado a se casar uns cinco anos antes) marcou uma consulta urgente comigo e, para minha surpresa, me perguntou: "Edu, estou querendo contratar uma travesti para transar com a gente, o que você acha?". Eu disse: "Não importa o que eu acho, e sim o que vocês acham... Você tem tesão nisso?". Ela respondeu: "Tenho". Eu continuei: "Ele tem tesão?". Ela disse: "Sim, ele tá morrendo de vontade". "Vocês já imaginaram bastante? Já definiram os limites?", continuei. Ela respondeu: "Sim". E eu completei: "Então o assunto é só de vocês, divirtam-se!".

Veja: uma das coisas de que me orgulho é não me meter na vida do casal. Certa vez, uma das minhas pupilas começou a namorar. Eu não me meto! Senão, pode dar merda na relação deles. A personalidade é a única e deve ser assim, do começo ao fim.

Quem é ou já foi um casal sabe que, se alguém se meter, por melhor que sejam as intenções, só vai complicar ainda mais. Deixe que, com o tempo, o tesão e o amor deles resolvem tudo. E o importante é o casal discutir e evoluir junto na fantasia, pois a fantasia é a ferramenta da monogamia.

CAPÍTULO 33
SITES, APPS, TINDER: ACABOU O PRECONCEITO

Os tempos mudaram, tudo se modernizou. Hoje em dia, ninguém mais precisa sair de casa para encontrar o seu par perfeito. Se você ainda não sabe disso, ou pior, tem vergonha de se render aos aplicativos, saiba que corre o risco de ficar para trás, e mais, acabar não encontrando ninguém.

Então, antes de mais nada, liberte-se de seus preconceitos e julgamentos. Modernize sua alma e caia para o jogo. Você é uma mulher moderna, bem-sucedida e sabe o que quer, então nada de ficar julgando o outro e não aproveitar o lado bom da internet. Use-a a seu favor: seja para se conhecer ou para conhecer alguém.

Dizem que no Tinder os homens querem apenas sexo. Mentira. Sempre haverá alguns que estarão abertos ao relacionamento.

Agora, sim, vocês estão corretas em dizer que é o que mais tem, porém é o que mais tem em qualquer lugar, físico ou virtual. Você só quer um, não é? Então relaxa que vai ter homem PRONTO também e que está procurando pela mulher de sua vida.

Mas não importa de onde o homem venha, SE a sua atitude for ideal, o homem PRONTO vai perceber que você é diferente, especial e pode sair daí o namoro com o homem da sua vida, sim! O importante é como fazer isso.

TINDER, HAPPN, APPS, SITES DE RELACIONAMENTO: COMO USAR?

Como sempre digo, o pior erro da mulher é perder tempo com o homem errado. E na internet não será diferente: cuidado para não cair nessa armadilha!

Já que o homem certo não vem com etiqueta na testa, cabe a você SELECIONÁ-LO e mostrar a ele que você não é só mais um contato do WhatsApp. Se ele quiser ter alguma coisa com você, vai ter que merecer.

Você vai demonstrar que está no comando logo nos primeiros contatos.

Então, nosso objetivo aqui é: identificar o homem errado e eliminá-lo o mais rápido possível em vez de ficar tentando fazer dar certo com quem não presta ou não dá importância para você, combinado?

Ao escrever o seu perfil, não se preocupe muito. A maioria dos homens dá *like* em todas as mulheres para depois ver quem deu *match*, e só depois ver quem ele quer de verdade – eis aí uma das razões de o cara que deu *match* com você não se manifestar.

Não revele muita coisa, pois você vai dar de bandeja as informações que daria em conversa com ele depois. Uma ou duas frases. Nada de textão.

Se você é do tipo que retoca a foto com maquiagem, aumenta a boca, diminui as bochechas, "opera o nariz com aplicativos" mudando a proporção do rosto, cuidado!

O homem faz uma ideia de quem você seja pela sua imagem e depois vai confirmar se suas atitudes batem com o que ele pensou no começo.

Isso vale para o aspecto físico também. Então nada de colocar a foto da época da faculdade com 10 quilos a menos. Isso será visto como "mentira".

Lembre-se que você está procurando um cara para a vida toda, e o homem certo vai vê-la pelada. Qual o sentido de esconder alguns quilinhos? Se você está acima do peso, com estrias, celulites etc., relaxa!

Não existe um padrão de beleza para o homem. Tem homem que gosta de gordinha, de baixinha, de altona, de magrinha... a maior prova de que homem não tem padrão é que tem até homem que gosta de homem.

Então se produza, mas não minta. Não encana com isso, não. Serão três fotos:

- **Uma foto de rosto**
  Sorria. Uma foto em um dia ensolarado, em um momento feliz, um sorriso espontâneo. Fácil, né?
- **Uma foto de corpo**
  Não de biquíni. A ideia aqui não é atrair todos... é entender qual é o cara que está procurando por uma mulher como você.
  A mulher mais "gostosona" vai ter mais trabalho para selecionar o homem certo no meio de tantos homens querendo levá-la para a cama. Então, vista-se de maneira que reflita sua personalidade sexual.
  Se você for uma mulher provocante, que gosta de roupas curtas, use roupas curtas. Se você for do tipo mais recatada, use roupas que reflitam isso.
- **Uma foto de seus *hobbies***
  O que você gosta de fazer? Qual sua profissão? Seu lance é passear com o cachorro no final de semana? Voar de asa delta? Correr? Tocar violão? Cantar? A terceira foto vai demonstrar sua personalidade social. Isso ajuda a encontrar um homem que busca uma mulher com a sua personalidade. Fora que já dá tema para ele puxar conversa, o que facilita as coisas.

E mais: não conecte o seu Instagram ao seu perfil pelo simples motivo de que no seu perfil você mantém o controle, mas, no Instagram, o que já foi postado não pode ser apagado ou esquecido. E se o homem estiver interessado em você, ele vai entrar no seu Instagram e olhar foto por foto.

Depois disso, é só começar a usar as dicas. E uma delas, essencial, é: **o horário do solteiro entediado**, que é no final do expediente, a hora em que dá tesão e tédio, ao mesmo tempo. Exatamente entre as 17h30 e as 20h30.

O homem que quer uma companheira tem uma rotina parecida: mora sozinho, vai chegar em casa. E agora? Toma banho, senta no sofá e pensa em esquentar o jantar ou pedir algo para comer.

Silêncio.

Videogame? Facebook? Cerveja? O que fazer com esse tempo livre? NESSA HORA é que ele percebe o quanto está sozinho e como a mulher certa faz falta na vida. Enquanto a mulher certa não aparece, ele vai se divertir com as erradas que deixam. Mas veja que são somente com aquelas que deixam, por isso ele não é um canalha. Justamente AGORA, nesse começo de noite, ele não sabe o que fazer com o tempo.

Mais tarde ele pode estar bêbado, ou com os amigos, ou querendo comer alguém. Mas AGORA ele tem que lidar com esse vazio. Então entra, vai para os bares ou para os aplicativos de paquera, aqui exemplificado pelo Tinder.

E é por isso que você só vai entrar no Tinder durante o horário do solteiro entediado. Justamente quando ele se depara com o vazio na vida, você aparece como um raio de luz.

Entendeu? Você só vai entrar no Tinder nesse horário. Isso, além de aproximá-la – indiretamente – do homem certo, ainda vai ajudar a afastar o homem errado.

LOCALIZAÇÃO DO PRETENDENTE

O homem tem de morar no máximo a 25 quilômetros de sua casa. Então, se o aplicativo permitir, ajuste o raio de *likes* para 10 quilômetros no máximo, pelo simples motivo de que um relacionamento à distância dificilmente se sustenta, o.k.?

Outro perigo é ele apenas estar lá, mas não ser de lá. Portanto, não pode faltar a pergunta "onde você mora?".

DEU MATCH! COMO USAR O TINDER, O HAPPN E OUTROS APLICATIVOS?

Digo que entendo de homem, e não de mulher, mas, pela experiência, sei que se apaixonam pelos ouvidos e não pelos olhos. Então, dê likes em qualquer homem minimamente pegável, o.k.? Isso porque ele pode surpreendê-la. É comum o ditado que homem bem-arrumado ou é gay, ou tem mulher. Então, mesmo aqueles sem noção de moda, que parecem mal arrumados ou descabelados, mas com potencial, podem se transformar em verdadeiros galãs com um dia de beleza.

Como sempre digo às minhas pupilas, pense assim ao ver a foto dele em um desses aplicativos: **na minha gestão, deixo-o um gato!**

Bom, o gatinho deu *match* (no Tinder, dizemos que deu *match* quando você dá *like* e a outra pessoa também dá *like*, ou *crush*, no Happn), mas não se manifestou? Devo falar com ele? Não.

Mas por que não?

Veja: se ele não vier falar com você, esse não foi um *match* para valer. Ele estava passando o dedo em todas e você foi para a direita.

O poder da negociação tem que estar na sua mão. Senão, você parecerá desesperada. Uma boa mulher nunca pode estar assim. Se começar ao contrário, as chances de dar errado são grandes.

Agora, estamos procurando o homem que mereça, certo? O homem que vai dar tudo que você quer? Então, você precisa **SELECIONAR** para medir o **interesse REAL** dele.

Ele não iria se esforçar para conhecê-la, mas, já que você tomou a iniciativa, ele abre uma exceção. E qual a diferença?

Se você pudesse ouvir o pensamento dele, seria algo assim: *não é o tipo de mulher que eu gosto, MAS já que essa aqui está me dando mole eu vou me divertir se ela topar.*

E lá vai você perder tempo com o homem errado... de novo!

Então, deixe que se esforce para você saber o REAL nível de interesse dele. Não veio dar oi? Deixe quieto, não era o momento, mas isso pode mudar e, se acontecer, ele voltará e falará com você outro dia.

Começou uma conversa?

Todo homem que paquera, seja no campo real ou no virtual, já tem suas técnicas. Muitos fazem curso. Sou o único combatente deles que eu saiba.

Eles já têm o *script* deles pronto. Depois, copiam e colam nas conversas.

Mas você não vai ser qualquer garota. Vai fazer algo diferente. Quando ele começar a falar, já escreva que está à procura de um homem para fazê-lo o mais feliz do mundo, um merecedor!

Não esconda que quer um relacionamento sério. Diga na lata e sem rodeios: "Estou procurando o homem certo, o felizardo". Ele que se vire para provar que é o cara certo.

E se ele se candidatar, passando no crivo mínimo de atitude de homem, diga o seguinte: **"Não gosto de ficar teclando. Prefiro falar ao telefone. Quer me ligar?"**.

Isso elimina 90% dos indecisos e mal-intencionados, e ainda lhe dá a possibilidade e obrigatoriedade de ouvir a voz dele. **Não adianta fazer perguntas por TEXTO!**
Não atenda número restrito. Geralmente é um cara casado ou pilantra. Ele tem que pôr a cara à tapa. Se quiser usar o WhatsApp, Skype ou afins para uma chamada de vídeo, melhor ainda! Mas sem texto. E sem áudios que ele pode ensaiar antes de mandar.

Na chamada de vídeo, você pode:
- ver se as fotos batem com a vida real;
- ver se a voz dele lhe agrada;
- observar as reações no rosto dele.

Além disso, você vai ser uma mulher muito diferente das outras. Automaticamente, vai ser algo mais palpável na mente dele do que a garota peituda que tentou fisgá-lo com fotos do corpo.

Ele está sozinho, no horário do solteiro entediado, e você aparece com seu sorriso e seu papo, marcando a mente dele como uma mulher de atitude e superdiferente. Parece bom, certo? E é.

No entanto, mantenha o foco. Nosso foco é encontrar o homem certo. Por isso, tenha em mãos o seu *script* de negociação. É ele que vai aproximá-la do homem certo o mais rápido possível. É com ele também que você vai eliminar o homem errado sem precisar sair com ele, entende?

Depois de fazer as primeiras e excludentes perguntas, se ainda estiver interessada e perceber que há afinidade, diga que está indo para algum lugar e, se ele quiser, pode ir encontrá-la.

Por uma questão de segurança – e para você não parecer tão disponível –, escolha um lugar público, iluminado, como um shopping, uma sorveteria, um teatro. Veja bem: se ele sugerir algum outro lugar, a resposta melhor é **não**.

VOCÊ está indo tomar um sorvete. Se ele quiser, ele que corra atrás. Como eu disse antes, você tem que estar no controle da situação o tempo todo. O poder de negociação é seu, não dele. E se ele me chamar para "tomar um vinho na casa dele"? Não. Já falamos sobre isso, não?

Mato você!

Nesse momento, ele estará vindo ao seu encontro e você já viu a foto dele, já deu e recebeu o *like*, você já viu que ele é um homem de atitude, pois te ligou, ele se candidatou a ser seu homem e você já falou ao telefone com ele.

Agora é avaliar o impacto de quando se virem ao vivo, ter no seu *script* mais quinze a trinta perguntas para avaliar e, se ele passar com boa vontade em responder, pode beijar!

Veja que tem de haver boa vontade da parte dele, senão é sinal de deboche e aí mande-o embora.

Se você seguir sempre seu *script*, em vez de apenas seu coração, vai dar certo!

CAPÍTULO 34
AMOR, SÓ DE MÃE

O homem é criado sob a ideia de amor incondicional. O homem procura em uma mulher o amor incondicional da mãe: ele quer mimo, ele quer testar o amor da mulher pela qual se apaixona.

Solução: procurar o amor de um homem que tem gostos parecidos com os seus, assim fica fácil mimá-lo. Como já vimos, todo homem é educado de maneira muito singular. De fato, o único tipo de amor que um homem aprende a reconhecer com certeza é o amor de mãe, ou seja, o amor incondicional.

Ainda que possa ser o mais vil dos seres humanos, ele sabe que sempre será amado por sua mãe. Por essa razão, os homens costumam mostrar-se bastante problemáticos no amor às companheiras e sempre procuram proteger-se frente às suas próprias limitações.

Por isso, peço que não desista. Vocês, mulheres, possuem o dom do amor, portanto precisamos que nos ensinem. Mostrem-nos, com amor, como amar da forma correta, o.k.? Acredito que na maioria dos casos nós, homens, só conseguimos entender o que é o amor verdadeiro depois que nasce nosso primeiro filho. Somos totalmente inseguros nesse quesito, já mencionado! Lembra-se dos nossos medos? Brochar, ser traído e tédio. Pois é, ser traído é amar a mulher que nos magoará.

O AMOR PARA NÓS É UM VÍCIO!
TESTE DO BAGRE ENSABOADO

Costumo dizer que para nós, homens já maduros, não existe amor à primeira vista, existe uma "paixão à primeira vista", ou "tesão à primeira vista", ou ainda "fodeu, gamei à primeira vista", mas não amor ainda... sacou? Nós homens, em média, levamos de trinta a noventa dias para nos apaixonarmos, e antes de realmente soltar o coração, fazemos de forma instintiva o que chamo de Teste do Amor ou Teste do Bagre Ensaboado. Por que esse nome? Porque ele já está fisgado, mas se recusa a se render e fica liso feito um bagre. Mas se você gostar mesmo dele, ele se rende!

Como funciona, está tudo bem, tudo maravilhoso, e do nada, ou por uma bobagem, ele vira um bicho, você não o reconhece. Fica grosso, irônico ou cínico, e a magoa, fica irreconhecível. Nessa hora, recomendo que você não demonstre estar brava, e, sim, magoada, sentida, recomendo até mesmo chorar ou fingir que está chorando. Isso mesmo, chorar porque, lembra quando eu disse que só conhecemos o amor da mãe? Pois é, quando magoamos a mamãe, ela chora, fica triste e não briga ou sai com as amigas... cuidado, o.k.? Pode ser o teste.

Demonstre que você se magoou, que aquilo machuca. Se for o homem certo, ele pede desculpas e acaba a briga na hora. Se já teve um homem apaixonado por você, deve estar atônita ou rindo, lembrando que foi exatamente assim, não é? Antes que peguem no meu pé, isso é instintivo, se for feito uma única vez, no máximo duas, mais do que isso você pode sair correndo desse cara.

Depois de um ou dois desses chiliques, depois de no máximo seis meses de namoro, passa, ele não deverá fazer mais, o.k.? Não é motivo de orgulho para homem nenhum agir assim.

Como eu já disse, é instinto e, para disfarçar esse padrão, o estopim pode ser qualquer coisa que você poderia ter feito diferente naquele momento, tipo uma roupa errada, o telefonema de um ex que você não quis atender, o esbarrão de outro homem em uma balada, não ir vê-lo doentinho na casa dele... enfim, já ouvi e também fiz de tudo. Sou homem, porra!

Se os sintomas persistirem com muita frequência, pode ser um cara problemático demais. Então ou você termina com ele e parte para outro, ou procura ajuda de um *coach* de relacionamento, como eu.

Acho que nem preciso falar, mas o dever me manda: agressão física ou psicológica jamais!

Essa associação de amor incondicional com plena realização sexual em primeiro lugar é a verdadeira razão para que aquilo que os homens mais odeiam em uma mulher sejam as condições que ela impõe em uma relação. Porém, é também o motivo pelo qual ele se apaixona. Confuso? Não, é simples e é a sua real personalidade.

Inconscientemente, nós, homens, aplicamos esse teste. Queremos testar se aquele amor é incondicional e se, apesar dessa briga maluca e idiota, a namorada o perdoará. Se voltar para ele, ele acredita que o amor é incondicional e você o terá a seu lado.

Por que isso acontece?

Como eu já disse, os homens são criados de um modo particular. Querem ser mimados, paparicados e amados incondicionalmente. Querem uma mulher que seja a puta, a mãe e a amiga.

O difícil é que, ao contrário disso, as mulheres são criadas para serem independentes, não paparicarem os homens. A conta não fecha, as mulheres querem ser livres e os homens querem mulheres que os papariquem.

Você que está lendo este livro tem que inverter a pirâmide e agir como um homem espera que você aja, entender, aceitar e fazer isso com aquele que é merecedor, é um felizardo.

FLUXOGRAMA DA PAIXÃO MASCULINA

Nós, homens, seguimos mais ou menos o mesmo fluxograma no processo de nos apaixonarmos por uma mulher. Esse fluxograma entra em ação quando o homem vê a possibilidade de ter encontrado a mulher de sua vida, a "mulher certa".

O fluxograma é o seguinte:

- Ele acha uma mulher atraente. Pode ser à primeira vista ou não.
- Ele começa a apreciar com desejo os atributos físicos e o comportamento sexual dela.
- Prepara-se para a abordagem, já imaginando antes como seria o beijo, o toque e até mesmo o sexo (pensamos assim para nos prepararmos para a fase mais complicada, pois sabemos que, no futuro, ao mesmo tempo em que seduziremos, teremos de manter uma ereção. Lembra-se de como é difícil ser homem?).
- Ele já acredita que a mulher poderá não ser mais uma "cadastro". Mesmo sendo o mais cafajeste do bairro, porta-se como um perfeito *gentleman*.
- É apresentado à mulher ou a aborda.
- Fica encantado com o jeito, o charme, a personalidade dela.
- Admira-se com as qualidades escondidas, as descobertas durante o papo.
- Passa a respeitar mais a garota, tomando cuidado com o que fala e faz. A química começa a agir, mistura gostosa de tesão com ansiedade.
- Parte para conseguir o primeiro beijo com classe.
- O próximo passo é o primeiro amasso, para sentir a relação da mulher com a própria sexualidade. Geralmente, esse é o momento em que ele questiona e avalia o limite sexual dela e forma sua própria opinião expressando suas intenções sexuais (dá uma forçadinha na barra para ver o que ela faz).

- Depois do amasso, começa a checar se ela de fato o escolheu ou se apenas caiu no papo, de acordo com a forma usada por ela para escolhê-lo: ele faz uma retrospectiva mental: "Você já tinha me visto? Você me achou atraente?".
- Ele só acredita seguramente que foi escolhido analisando as respostas e atitudes dela.
- Trocam telefones, contatos.
- Ele fica impressionado e até incrédulo com relação a ela.
- Ele decide dar uma condição de desenvolvimento e põe a garota em primeiro plano, priorizando os programas com ela, chegando até a cancelar baladas ou viagens já marcadas.
- Investiga-a socialmente por um tempo, que pode levar dias ou até meses; ainda não acredita que achou a mulher certa.
- Desespera-se e tenta pensar mal dela, fantasiando que é vagabunda e oportunista e que pretende acabar com a sua liberdade. E faz o Teste do Amor (o Teste do Bagre Ensaboado).

Porém, a verdade é que:

- Está completamente apaixonado, percebe que foi dominado.
- Questiona os objetivos, repensa os valores, perde totalmente o controle.
- Enfim, percebe que encontrou a mulher certa, namora, fica bobo e casa.

A possibilidade de passar o resto da vida com essa mulher e, se for o caso, ter filhos com ela, já não o deixa em pânico. Muito pelo contrário, faz com que ele se sinta em paz. **Finalmente, em paz.**

CAPÍTULO 35
CONCEITO DE FIDELIDADE

O conceito de fidelidade varia de pessoa para pessoa, dependendo de seus valores e de sua criação. Consequentemente, a traição também é um conceito relativo a cada um.
O que forma e mantém um casal são os valores e planos em comum. Portanto, discutam o quanto antes o que é ou não é fidelidade.
Como não podia deixar de ser, entre homens e mulheres cada um tem sua forma de ver as coisas. É bom sempre ter certeza disso e lembrar-se de que a lógica masculina é, geralmente, inversa da feminina. Portanto, não cometa o erro primário de avaliar um homem pela perspectiva das mulheres e vice-versa.

Realizei uma pesquisa com homens e mulheres, em que fiz a seguinte pergunta (aliás, responda você também):
O que é pior: saber que ele transava com você pensando em outra ou que ele transa com outra pensando em você?
Veja como é curioso: as respostas de homens e mulheres foram quase sempre opostas.

Estive pesquisando com casais que frequentam casas liberais, onde dizem que fazem *swing* (troca de casais). Afirmo "dizem" porque é muito raro um casal fazer a troca. O que rola geralmente é *ménage* e exibicionismo em geral. Também pude ver como os conceitos foram mudando no decorrer do relacionamento. Eles eram ciumentos e monogâmicos. Foram mudando, mudando até chegar aos dias de hoje, quando afirmam que não estão traindo quando transam com outros com o consentimento do parceiro. Do outro lado, temos alguns radicais para os quais o simples fato de uma mulher estar desacompanhada em um ambiente em que se encontra outro homem já é uma traição.

Na internet, mulheres e homens casados fazem sexo virtual com desconhecidos. Sei de casos de casais de namorados que se separaram, porque ela o pegou vendo site pornô; outro largou da mulher porque ela teclava com outros homens em salas de bate-papo virtual.

As casas de prostituição vivem lotadas de gente que alega que o simples contato físico sexual não é traição. Para se ter uma ideia, é muito comum homens irem a essas casas acompanhados de cunhados e até sogros, pois eles sabem que um cara nunca vai se apaixonar dessa forma e largar a irmã ou a filha. Porém, o mesmo sujeito será trucidado se mandar flores para outra qualquer. Para muitos homens, só é traição se envolver afetividade. Para outros, ainda, beijar (ficar), transar só por sexo, não é traição.

É comum a mulher perdoar uma traição, digamos, física do homem quando percebe que não houve envolvimento sentimental. Já para os homens, o comum é o cara não dar tanto valor ao saber que uma mulher de interesse dele esteja apaixonada por outro, desde que não tenha transado com o cara.

Bem, a moral da história é que cada casal tem sua conduta e expectativa de fidelidade. Não devemos julgar ou mesmo querer estabelecer o que é certo ou não. Apenas observar, entender e aceitar que os conceitos são diferentes e podem mudar.

O principal objetivo deste capítulo é dar à mulher e ao homem a chance de discutir esse tema, que, com certeza, tem grande peso na definição tanto da personalidade de uma pessoa quanto no futuro de uma relação.

Principalmente por estarmos tratando da fase inicial dos relacionamentos, a da sedução, esta pode ser uma forma de verificar as intenções do outro, pois mostrará se há ou não o interesse em dar continuidade, se há ou não uma preocupação com os valores do outro só pela atenção que o indivíduo der ao assunto. **Você poderá fazer sua avaliação enquanto aproveita para conhecer melhor o outro. Para facilitar, discutam e reflitam sobre as frases a seguir:**

- Fidelidade não se exige, conquista-se a cada dia apenas agradando e seduzindo. É como andar de bicicleta: se você parar de pedalar, cai.
- Alguns homens com quem conversei deram uma voada, pelo que chamam de "fim da sacanagem" na relação.
- Sexo e amor são duas coisas completamente distintas, mas para dar o melhor sexo a um homem a mulher precisa amá-lo muito, sem nunca deixar de amar a si própria.
- Quando o motivo é sociocultural, só vemos duas opções: a separação ou o conformismo.
- Quando a personalidade está bem definida, na fase da sedução, e o amor-próprio está o.k., se ele e ela se escolherem e negociarem, serão felizes para sempre.

Outro fator discutível com relação aos escorregões masculinos é a curiosidade sobre o comportamento sexual de determinada mulher, uma vez que as mulheres ainda não são homogêneas nesse aspecto, mas logo se tornarão.

Hoje, a mulher tem acesso ao mesmo erotismo e a estímulos que os homens, e ao mesmo tempo. Sem contar que ela está encontrando coragem e locais (sites) em que pode se comparar, ensinar e aprender com outras mulheres. Adquirir segurança e ter ideias para satisfazer e surpreender o parceiro é um artifício que nós, homens, sempre utilizamos trocando informações entre nós mesmos. Em última instância, isso significa que, se sexualmente, a mulher topa tudo, não haverá tesão em trair a parceira, mas sim fazer algo muito mais excitante, para explorá-la mais e mais.

CAPÍTULO 36
O UNIVERSO CONSPIRA CONTRA VOCÊ

Não adie à toa. Vejo o tempo todo que o universo realmente parece conspirar para nos tirar da meta. Sempre há imprevistos, erros de cálculo, cansaço, ladrões de tempo (pessoas que só nos atrasam no nosso dia a dia), entre outros.

Por isso, se você percebeu, sentiu ou apenas desejou pôr em prática seu projeto para ser achada e escolher seu parceiro para ficarem juntos para o resto da vida, e até formar uma família se possível, não deixe que nada a tire da meta.

Cabe citar que, principalmente quando quiser ser mãe, fisiologicamente fica mais difícil a cada ano que passa. O corpo feminino não acompanhou a ascensão social feminina. Infelizmente, após os 26 anos, as chances de engravidar começam a cair. Segundo o IBGE, a probabilidade de engravidar a cada tentativa é de 18% entre 26 e 30 anos, 15% até os 35, 9% até os 40 e apenas 4% depois disso. No meu consultório tenho ouvido todo tipo de distração possível, mas posso citar aqui as mais comuns e o que recomendo:

FIQUEI FOCADA NO TRABALHO, NA CARREIRA. RESOLVI FAZER UMA PÓS-GRADUAÇÃO

Recomendo calcular bem isso, pois seu homem não quer ficar longe de você por muito tempo, principalmente nos primeiros três meses.

ESTAVA FAZENDO TERAPIA PARA ME ENTENDER

Sugiro não se preocupar tanto em se entender, e sim usar seu terapeuta para focar no futuro, nos seus objetivos e em se fazer entendida para os homens!

TINHA DE CUIDAR OU AJUDAR MINHA MÃE, MEU PAI, IRMÃOS ETC.

Recomendo avaliar quem mais pode ajudá-la, sejam outros parentes ou profissionais, para que tenha tempo para você e seu futuro, o que, aliás, os entes queridos desejam para você também!

CONGELEI MEUS ÓVULOS

Aconselho, se o motivo do congelamento não for uma indicação médica, focar em ser achada pelo o seu homem ideal e estar preparada, fazendo acontecer e não esperar acontecer. Procure ajuda comigo ou com um profissional de sua confiança, pois se você é assediada por homens e não está evoluindo, o problema está em suas atitudes.

TOMEI REMÉDIOS PARA MEU HUMOR, PORQUE EU ESTAVA DEPRIMIDA, ANSIOSA ETC.

Acredito que saúde e mente saudáveis são o mais importante. Assim que estiver se sentindo melhor, converse com seu médico para que ele acerte a dose, a fim de não mexer com sua libido e sua atenção, pois, apesar de ser fácil se relacionar conosco, homens, você precisa estar atenta.

Veja que não estou julgando o que é certo ou errado fazer, apenas quero chamar a atenção para a reflexão antecipada. Não adianta deixar o tempo passar e chorar lá na frente. Assuma o controle das suas atitudes e, consequentemente, de sua própria vida. Não esqueça um ditado chulo e antigo que diz: "problema é igual a tarado bem-dotado, melhor enfrentar de frente, se der as costas, pode ser pior".

Por isso, uma vez decidida, se possível, não deixe que nada a tire de sua meta. Boa sorte e, se Deus quiser, tudo vai dar certo.

Depois, se lembrar, me mande sua história e me encha de orgulho!

AS VINTE PERGUNTAS PRÉ-BEIJO

É isso mesmo: antes de beijar, é preciso decidir se vale a pena investir o seu tempo e a sua dedicação. Um dos segredos para encontrar o homem perfeito é beijar somente quem vale a pena. Por isso, pense no que a faria ter vontade de beijar alguém e passar o resto da sua vida com essa pessoa. E, do mesmo modo, o que a faria mudar de ideia.

Pense e escreva as vinte perguntas que vão orientá-la nessa decisão.

1.
2.
3.
4.
5.
6.
7.
8.
9.
10.
11.

12. _____

13. _____

14. _____

15. _____

16. _____

17. _____

18. _____

19. _____

20. _____

P.S.: se está achando que vinte perguntas são muita coisa, pare. Posso garantir que elas rendem pouco mais de meia hora de conversa. Acho um bom tempo para definir se alguém vale ou não a pena, não é?

SCRIPT BÁSICO DE NEGOCIAÇÃO

As perguntas a seguir foram tiradas ou inspiradas naquelas que foram mais utilizadas pelas mulheres que preencheram o questionário de avaliação do comportamento sexual feminino tanto em meu site quanto durante minha experiência no escritório.

Leve-as com você, na bolsa, no celular, e use-as como álibi para os coitados que passarem na sua frente.

Cabe aqui uma ressalva: essas perguntas servirão para que você não deixe os homens a enrolarem com respostas em cima do muro, do tipo: *Isso é muito pessoal. Se ela acha que deve fazer, que faça; se não, não deve forçar.*

Perceba que esse tipo de resposta não expõe o ponto de vista dele, apenas enche linguiça, e é o primeiro sintoma de homem mal-intencionado ou, no mínimo, vaselina.

Por isso, livro na mão e conheça-se.

QUESTÕES SEXUAIS

1. O que você pensa de um cara que tem nojo de fazer sexo oral em uma mulher?
2. O que você pensa de um homem que já teve experiência homossexual na infância e depois de adulto?
3. Qual a mais louca fantasia sexual que você faria com a mulher da sua vida?
4. Quais são as características que, uma vez encontradas em uma mulher, farão com que você descarte a possibilidade de namoro?
5. Quais são as características que, uma vez encontradas em uma mulher, o farão descartar a possibilidade de transar com ela?
6. Com quantas mulheres você já transou?
7. Quantas namoradas com mais de seis meses de convivência e com vida sexual você teve?
8. O que pensa de homem que gosta de carícias no ânus? Você gosta?

9. Você deseja se casar? Qual a idade ideal para isso?
10. Você assiste/assistia pornô com sua namorada?
11. Quais as duas partes de seu corpo de que mais gosta? E o que mudaria, se pudesse?
12. Você tem alguma garota para simples transa?
13. Você já usou os serviços de uma prostituta?
14. Você se preocupa com o tamanho do próprio pênis?
15. Com quantos anos perdeu a virgindade, e quem foi a pessoa?
16. Você se masturba? Se sim, quantas vezes por mês, em que locais e no que pensa?
17. Que você saiba, foi traído alguma vez? Qual foi sua reação?
18. Já colocou o dedo na vagina de uma mulher e cheirou sem ela perceber?
19. Já esteve com uma garota malcheirosa? Como foi? Qual foi a sua reação?
20. O que pensa de uma garota que engole o esperma?
21. O que pensa de uma mulher que já experimentou transar com outra mulher?
22. Como avalia se uma mulher é "pra comer" ou "pra namorar"?
23. Você já participou de uma transa diferente, com três ou mais pessoas?
24. Você acha que homem que transa com travesti é gay?
25. Motel ou flat?
26. Apara os pelos das partes íntimas?
27. Quando faz sexo, gosta de trilha sonora?
28. O que é pior: sua namorada transar com outro pensando em você ou transar com você, mas pensando em outro?
29. Que pergunta gostaria de fazer abertamente a uma mulher?
30. Prefere se preocupar em como convencer a futura namorada a se vestir como você gosta ou procurar uma que já tenha os mesmos critérios para se vestir?
31. Quando você acha que é possível deixar de usar a camisinha?
32. Você anda com camisinha na carteira?
33. Sexo oral deve ser feito com ou sem camisinha?

34. Quantas vezes por semana você acha normal um casal transar?
35. Namorada menstruada está dentro ou está fora?
36. Sexo ideal é romântico ou cheio de palavrões?
37. Luz acesa ou apagada?
38. Horário ideal: quando acorda, na madrugada ou antes de dormir?

QUESTÕES SOCIAIS

1. Você usa o Tinder ou qualquer outro app de relacionamento?
2. Assiste a desenhos animados?
3. Joga videogame? Com que frequência?
4. Come para viver ou vive para comer?
5. Você é do tipo que noiva e casa, ou vai morar junto direto?
6. Qual é o seu personagem de história em quadrinhos favorito?
7. Em festas de casamento, quando os casais são convidados para dançar as músicas lentas, você convida sua namorada para dançar?
8. Faria dança de salão?
9. Palita os dentes à mesa?
10. Alguma ex já reclamou que você não a elogiava?
11. Você faz as unhas?
12. Quando foi a última vez que você renovou seu guarda-roupa?
13. Passa creme no corpo?
14. Você paga a conta no primeiro encontro?
15. Depois de estar namorando há um tempo considerável, você acredita que os dois devem dividir a conta?
16. O tipo de música influencia de alguma forma? Se ela é romântica, você fica romântico?
17. Quais são seus planos para amanhã? E para a próxima semana?
18. Qual sua próxima viagem marcada?
19. Qual foi a viagem mais interessante que você fez? Por que foi tão interessante?

20. Qual é a viagem dos seus sonhos?
21. Onde quer passar a lua de mel?
22. Se você fizesse parte de uma banda, qual instrumento tocaria?
23. Quando criança, teve todos os brinquedos que quis?
24. Na escola, você fazia parte da turma do fundo?
25. Calculadora ou raciocínio mental?
26. Quando desenha, é um Picasso, caricatura ou boneco de palitinho?
27. Se pudesse ressuscitar alguém, quem seria? E o que você diria?
28. Qual a sua maior virtude?
29. E o seu maior defeito?
30. Se fosse entrevistado por alguém, quem gostaria que fosse?
31. Você já fez alguma loucura por amor? Qual?
32. Já chorou por amor?
33. Se não tiver companhia, você vai ao cinema sozinho?
34. Depois de uma briga, seja lá com quem for, você vai atrás para resolver? Mesmo que a culpa seja sua?
35. Se cursou uma faculdade, qual foi?
36. Você deixaria sua namorada sair para dançar, em uma sexta-feira, só com as amigas?
37. Quantos amigos verdadeiros você tem?
38. Qual é o seu maior medo?
39. Qual data festiva você mais gosta?
40. Você reza antes de dormir?
41. Prefere dar ou ir a festas?
42. Vinho, cerveja, uísque, suco ou refrigerante?
43. Você prefere receber ou dar presentes?
44. Quanto tempo de namoro é necessário para se dar uma joia de presente à namorada?
45. A mulher deve saber cozinhar?
46. O que você pensa de mulheres que não desejam ser mães?
47. Se você vai a uma festa de crianças, é daqueles que passam o tempo conversando com os pais ou se aventurando nos brinquedos com os pequenos?

48. Você apanhou quando era criança?
49. Acredita que bater educa?
50. Você chama seus pais de senhor e senhora ou de você?
51. Você ensinará seu(s) filho(s) a chamá-lo de senhor ou de você?
52. Se mora sozinho, por que saiu da casa dos pais?
53. Se começasse a perder cabelo, faria implante, rasparia tudo ou deixaria como estivesse?
54. O que acha de tatuagens?
55. Qual a sua opinião sobre as drogas, incluindo álcool e cigarros, e o que pensa sobre as pessoas que as consomem?
56. Se fosse um animal, qual seria? Por quê?
57. Já morou fora do país? Se não, você gostaria? Onde seria?
58. Cachorro ou gato?
59. No primeiro encontro, jantando, sua acompanhante sorri e você nota um pedaço da alface preso nos dentes. Você avisa ou espera que saia por si só?
60. Se ainda mora com os pais e leva uma mulher com quem está saindo, é porque quer namorar ou não faz diferença?
61. Você conta ao seu pai, ou à sua mãe, sobre as mulheres com quem sai?
62. Em uma festa junina, você vai a caráter?
63. Você escolhe suas roupas sozinho ou gosta de uma opinião feminina?
64. Você gosta de futebol? Torce para qual time?
65. Qual o maior fora que você já deu com alguma mulher?
66. Qual o seu maior trauma?
67. Tem alguma mania? Qual?
68. Você arruma a própria cama? Se não, é por que tem quem arrume ou é por que não faz questão disso?
69. Você deixa a toalha molhada em cima da cama?
70. Você faz dieta?
71. Adotaria uma criança e a criaria como sua?
72. Você pratica caridade? Ou, pelo menos, tem planos para praticar?

73. Qual o seu filme favorito? (o tipo de filme diz muito sobre o assunto pelo qual a pessoa tem interesse.)
74. Qual é a sua religião? É a mesma que seus pais lhe ensinaram?
75. Como é a relação com a sua mãe?
76. Se não mora com sua mãe, quantas vezes por semana telefona para ela?
77. Você tem irmã?
78. Você mata barata?
79. Você sabe nadar?
80. Acha que a mulher deve consultar o namorado para se vestir?
81. Você tira seu prato da mesa quando termina de comer?
82. Seus pais são casados?
83. Quem paga as contas na sua família?
84. Qual pessoa ou personagem você admira e se espelha?
85. Onde e como quer estar daqui a dez anos?
86. Você trabalha com o que gosta e espera ganhar dinheiro com isso, ou trabalha apenas por dinheiro para poder, um dia, fazer o que gosta?
87. Descreva seu pai em três palavras.
88. Descreva sua mãe em apenas uma palavra (como o filho geralmente é mais apegado à mãe, uma palavra deve bastar para ilustrar o que ele sente).
89. Qual a sua maior frustração?
90. E o seu maior sonho?
91. Quando criança, o que você queria ser?
92. Você já brigou a ponto de haver agressão física?
93. Conte uma saudade da infância.
94. Você canta no banheiro?
95. Faz careta pro espelho?
96. Qual foi a sua maior perda, emocional ou financeira?
97. Para quem você daria pena de morte?
98. Acredita já ter sentido o máximo do amor por alguém?
99. Você pretende cuidar do seu filho ou vai ter babá?
100. Sabe de alguém que o odeia? Por quê?

101. O que você gosta de fazer nas horas vagas?
102. Você assiste a novelas?
103. Que tipo de lugares frequenta?
104. De qual tipo de música você gosta?
105. Gosta de dançar?
106. O que você pensa das pessoas que possuem arma de fogo em casa ou a carregam para se defender?
107. Você gosta do dia do seu aniversário?
108. Você acha que sua esposa deve acrescentar o seu sobrenome?

Agora, use a sua imaginação, seja sincera consigo mesma e acrescente mais perguntas a essa lista. Pense em tudo – tudo mesmo – que acha essencial descobrir: se um homem tem ou não tem, é ou não é, faz ou não faz, quer ou não quer, e pense em mais perguntas. Quanto mais pessoal for essa lista, mais completa ela será e, assim, mais facilmente você descobrirá quem é o seu par ideal e que a fará muito feliz.

Boa sorte para você daqui para a frente. Assim que estiver com seu casamento marcado ou definido, lembre-se de me enviar um relato sobre o início de sua história de amor com o felizardo pelo meu contato, disponível no site eduardonunes.com.br, ou pelo meu Instagram: @eduardonunes_oficial. Mande também uma foto do casal para meu acervo, o qual me inspira todos os dias e me enche de orgulho das minhas pupilas!

Amo vocês, e que Deus abençoe essa nova família que nasce!

Eduardo Nunes

grupo novo século

Compartilhando propósitos e conectando pessoas
Visite nosso site e fique por dentro dos nossos lançamentos:
www.gruponovoseculo.com.br

‹ns

- facebook/novoseculoeditora
- @novoseculoeditora
- @NovoSeculo
- novo século editora

Edição: 1ª
Fonte: Garamond Pro

gruponovoseculo.com.br